中华养生智慧丛书

生命的蜕变
——辟谷游学录

苏连居　著

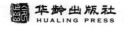

华龄出版社
HUALING PRESS

图书在版编目（CIP）数据

生命的蜕变：辟谷游学录 / 苏连居著. --北京：
华龄出版社，2025. 5. --ISBN 978-7-5169-2993-3

Ⅰ. R247.4

中国国家版本馆CIP数据核字第2025AC6921号

策划编辑 南川一滴		**责任印制** 李未圻	
责任编辑 杨久璋 郑建军		**装帧设计** 华彩瑞视	

书　　名	生命的蜕变——辟谷游学录	作　者	苏连居
出　　版 发　　行	华龄出版社　HUALING PRESS		
社　　址	北京市东城区安定门外大街甲 57 号	邮　编	100011
发　　行	(010) 58122255	传　真	(010) 84049572
承　　印	运河（唐山）印务有限公司		
版　　次	2025 年 5 月第 1 版	印　次	2025 年 5 月第 1 次印刷
规　　格	710mm×1000mm	开　本	1/16
印　　张	18.25	字　数	239 千字
书　　号	ISBN 978-7-5169-2993-3		
定　　价	62.00 元		

前　言

术以道为体，道以术为用，两者的关系如同阴阳互为其根，本为一体。有道无术不显，有术无道不远。在学习的过程中，经常被不同的理念、言论所左右，如果不能亲身体证，而只是迷信于权威和大师等，终究会人云亦云，不知所以。

《生命的蜕变——辟谷游学录》是这几年学习体悟的只言片语，还有教授辟谷班时编写的教材，以及学员的分享。这些内容经过多人的体验和总结，对于想了解辟谷养生的朋友有一定的参考价值，但请不要设定一个标准或者树立起一种权威的概念。只有经过自己亲证后，才能转化为自己的营养。所以说，本书的内容仅仅作为参考。

道家的师父说，要有天下之物为我所用的气魄，把这句话奉献给有缘的朋友，如果本书的内容有一点能为你所用，即是它的价值所在。

苏连居

2023 年 9 月 23 日

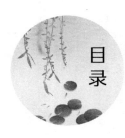

目录

第一篇　改变，从心的开始

第二篇 辟谷前行

第三篇　辟谷窍诀

第四篇　绝学功法

第五篇　辟谷游学记

附录1：修行体验浅谈

附录2：经典常读

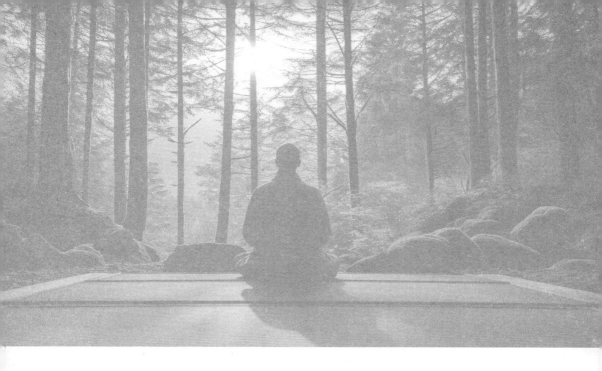

第一篇

改变，从心的开始

一、我的重生之路

按：2012 年春天，我辞去了工作，到北京的香山去探索生命的真谛，开启了一段奇异的生命旅程，叩开了一扇窥视灵魂的门户。从此那修真、辟谷、太极、瑜伽等神奇的故事，像水一样涌进了我生命的深渊。

今天在整理 2013 年的辟谷笔记，包括这些年来辟谷的经验和开设辟谷疗愈的案例，以及有缘的朋友分享，此内容仅是个人的心得体会，权当故事和资讯，可以参考，莫要当真！

这是第一次辟谷，在师父的指导下进行训练，前后历时二十一天，第二个七天完全断水，对生命来讲是一次极致的考验，经历过后，才知道什么是生命的潜能。

以下是当时辟谷期间发的微信朋友圈截图，以及朋友们的关注和评论：

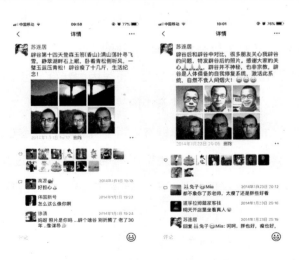

图 1-1　辟谷期间发的微信朋友圈截图及评论

现在自己看看当时辟谷期间完全断水后的照片，也难免有些震撼，那七天断水的经历更是令人难忘，我想当时生命已经达到一种极致的状态了。

那时"辟谷"这个词在我的朋友圈内，很多人听都没听过，更谈不上理解了。单纯地把辟谷当成不吃东西，这样似乎违反了自己的认知和常识，所以会感到不可思议，或者不相信，更严重的甚至直接排斥。

有些人总是很难接纳超出自己认知以外的事物，或者在尝试后自己失败了，就否定他人的成功。从辟谷在网上的舆论中，可以看到无数的反对者，也可以看到无数的支持者，在这里就不去讨论这些是是非非了，重要的不是去否定什么，而是能够去成就什么。

"辟谷"，又称却谷、去谷、绝谷、绝粒、却粒、休粮等，是古人修真、却病、养生的一种方法，古往今来很多人都有过辟谷的经历和论述。

师父在传授我辟谷术的时候说，辟谷是丹道修炼的基础，是启动人体先天元气的一种方法。当时训练的时候，我已经打了一年的太极拳基础，师父说下一步在冬至的时候，就可以开始辟谷的练习。这样能够更加深入地了解自己的生命，有助于身体的松柔，之后太极拳也会有一个新的飞跃。

第一次辟谷是在师父的指导下开始的，不是因为好奇，也不是为了治病，更谈不上为了修炼，只是系统训练太极拳中的一个环节。当然，练习太极拳不一定要辟谷，只是师父后来修道，把道家辟谷术用于对徒弟的训练罢了。

当时看到一些师兄辟谷，心里还蛮不屑的，认为那不过是方术而已，终非大道。其实，心中有这样的想法，早已远离了大道，陷入自以为是的狭隘思维里。

但没想到，这次的经历彻底地改变了我对自己生命的认识，也扫去了我对道与术之间的偏见。

二、辟谷的目的：认识自己

当信息非常多的时候，很多理念总是相互冲突，作为刚刚接触辟谷的朋友来讲，确实会造成迷茫和困惑。所以，有时候看得越多越没有信心，越不知道要怎么去做。

看专家的呢，总是在谈理论，有的自己都没有了解和训练过，就用仅有的认知去评判，还说得信誓旦旦。看大师的，总过于玄奥，令人感觉高深莫测有无从下手的感觉。深奥的，不相信；简单的，不想要。

很多人只能停留在观望上，或者等有更多的科学数据作为支撑才能相信。总之，人总要找到一个理由说服自己相信才行。

现在的断食和轻断食，已经有很多科研成果，但依旧很多人认为是伪科学，依旧难以相信。传统师傅的口传身授，一代一代人传承印证下来的东西，难道就不科学？其实各有所依、各有所信、求同尊异就好了。

没接触辟谷的人，都会觉得辟谷要么神奇、要么不科学，有的也很喜欢，会去尝试。如果你是通过网络和书籍了解，就容易被不同的观点所迷惑。

重要的是，自己去体验，去实践，其他一切皆为参考。

我第一次辟谷是在 2014 年冬至开始，前后二十一天，有非常深入的体验。当时练瑜伽，双盘根本盘不上去，但是在这二十一天里，双盘很轻松地就能盘起来了。导致我想，以后开展个双盘无痛训练法，因为以前练双盘，实在太痛了。

特别是在最后的七天，大脑总是一片澄明，就像小孩时那种感觉，有三天居然不用睡觉。神足不思睡，大概就是如此吧。还有很多的体验，留在之后专门的辟谷日记整理。

复谷后，整个人的精气神特别好，和辟谷前的区别是非常巨大的。

所以，我们辟谷的目的到底是为了什么呢？

有的人就是为了调理身体，有的人是因为好奇，有的人是为了修炼，还有些人是为了减肥……每个人的目的和方向不一样，但只要认真去探索，都会如你所愿。

辟谷作为一种养生的方法，可以让普通人容易掌握和学习。至于修炼层面，是更高的追求，不必人人如此。

六月的时候在西安，见了一位老大哥和他同行的一位大姐，听说我在带辟谷，就是一顿说。问我能不能帮人开顶，辟谷时谁来护法，她认为市面上的辟谷很多在糟蹋人。

其实，各有传承，还是以辟谷的实际效果说话吧。喝点果汁、营养素的断食，早就风靡社会。凡是能让大众容易接受，并带来健康的，就是好的方法。

辟谷是探索身心，认识自己的一种有效的、直接的方法。我们要调理好身心，最重要的是什么？先从认识、了解自己的身心开始，而不是把自己的身心交给别人。

认识自己，不能停留在思辨上面；自主健康，不能完全依赖于医疗。

"按照联合国世界卫生组织的定义，健康由以下四个因素决定：

（1）是父母遗传，占 15 分。

（2）是环境，占 17 分，其中社会环境占 10 分，自然环境占 7 分。

（3）是医疗保健、医院、技术，占 8 分。

（4）是个人生活方式、生活行为，占 60 分。

还有其他因素如下：

（1）可允许的误诊率（一流的医院，误诊率也有 25%）。

（2）药物因素导致的死亡率（所有死亡病例的三分之一）。

（3）医源性疾病（院内感染、医疗误差、事故、医学暗示心身伤害其他）。

（4）再加上古代中医先贤归纳的社会、心理、认知方面的六种因素。"[①]

老中医潘德孚先生强调生命的自愈力，曾经感慨地说，很多人生病只相信吃药能治病，不相信生命的自愈力。老先生说，我碰到自己治不好的病，决不告诉病人说他的病无药可治。因为，医生不是神仙，算不到人的死生，即使无药，也还有其他治疗方法。

如果直接告诉患者无药可治，真是像诅咒一样。我在跟老师学习正骨的时候，好几个师兄患有被定义为"无法根治的不死绝症"——强直性脊柱炎，其中有位师兄比较严重，他说到医院治疗时，医生说等你发现看不到天空的时候，就来做手术。后来师兄找到了老师，通过正骨帮他调理，免去了手术之苦。

期间还有很多患者拿着片子找到老师，有的已经换上钢板，几年后脊椎疼痛又复发了，被定义为长期服药的病症，患者只能走出医院寻找其他的疗法了。如果不是亲眼所见，很难相信会有这么多患者到民间寻医问药。

过度的依赖，也是一种心理变态！不好治。道家有句话：我命由我不由天。性命和健康的主动权在自己身上，随便交给他人，既无知也愚昧。

"未来的医生不给病人吃药，但却会正面引导病人加强对自身机能的维护、对饮食的选择，并且主动预防导致疾病的原因。"（美国著名发明家托马斯·爱迪生，1847—1931）

这和古人说的上医治未病的思想不谋而合。关注生命，自主健康，愿人人知医，天下少病。

生活中，有一些人，身体总是调理不好，越想好，他就越糟糕。为什么会这

---

① 《找回中医的另一半》，卢传牧著，中医古籍出版社，2018，第70页。

样？就是潜意识中他并不想改变，不想变好。

有位朋友的女儿近视，我妻子帮她按摩，做近视手法的调理，一段时间后，她说她不想让眼睛变好。她在家里，依然会半夜起来看视频。天啊，什么逻辑。

也许她近视好了，就得不到那么多的关注和爱吧？当一个人潜意识中不想变好，问题就变得复杂了。

最根本的原因，还是不认识自己，经常被一些欲望所蒙蔽，被自己的习惯所欺骗。

这次我们主要谈辟谷，还是回到主题上来。辟谷能够激发人体自愈力，对自己的身心有一定的了解后，最起码能像古人说的那样，"上以疗君亲之疾，下以救贫贱之厄，中以保身长全，以养其身"。

做不到，也能够保身长全，以养其身吧。

有人说，30 岁以上要懂点养生之道。因为身体开始走下坡路，要懂得去保养自己，这样既能够去照顾好自己的父母，也可以照顾好自己的孩子。特别是新型冠状病毒感染发生之后，很多人才发现身体是革命的本钱。真是至理名言啊！

三、用生命体验生命

辟谷是一次用自己的生命去体验生命的过程，把生命交给他人或者仪器、数据等外在的东西来主宰，是自我放弃和不负责任的依赖与懒惰，更是思维认知的偏执。

一个人的思想，才是生命健康的主宰，其他的只能当作辅助工具。借助专业仪器固然是好，但不是每个人都具备这样的条件，而身体倒是人人具备。所以，以身体为道器，是最方便、最直接、最简单的道路。

当我们逐渐熟悉身心的结构和运作的系统时，就能进一步把握自己的健康和生命，无视身体的健康，是对自己不负责任，也是一种无知的偏执。

当我们对自己的身体负责时，身体才能对健康负责。

这段时间母亲在老家突然病倒，在医院陪护一周，除了出来吃饭，每天都待在医院的病房里，睡觉也睡在病床上。看着医院各种各样的患者，就知道身体健康有多么的重要。当一个人生病到生活不能自理时，影响的是整个家庭。

做自己健康的第一责任人，不要把自己的健康寄托在他人身上。

在开设辟谷课之前，自己已经有了七八年的经验，同时见证了许多师兄和朋友身心健康的快速转变，可以说是立竿见影。

辟谷其实是一种简单、快捷的改善身心健康的方法，也可以作为修道的基础。

四、调心：感恩一切，包容万物

辟谷开始前，要调整三个重点：调心、调场、调食。调心，就是将自己的心态和情绪调整到一个中和的状态；调场，主要指环境，如室内家里的环境，以及户外的自然环境；调食，就是调节饮食结构。

先说说调心，让心处在一种中和的状态。

《中庸》说："喜怒哀乐之未发，谓之中；发而皆中节，谓之和。中也者，天下之大本也；和也者，天下之达道也。致中和，天地位焉，万物育焉。"

当人处在一种祥和安静的状态，喜怒哀乐的情绪还没有生起，心念没有一丝执着，就是中的一种状态；当情绪生起，符合节度，心不动摇，和谐而没有偏向，就是和的状态。"中"是人人都有的本性，"和"是遵循道的规律。处在中和的状态，天地万物自然和谐，生生不息。

如何让自己处在中和的状态，就要调心、修心。最基本的是先调整心态，摆正思想，所谓要有正知、正见。

错误的思考和负面的情绪，是身心和谐的破坏者。

错误的思考，会让人执着、放不下，不能去接纳新鲜的事物。思想不通，观念不变，以自我为中心，好像是无所不知的样子。

错误的思考引发负面的情绪，恐惧、内疚、焦虑、抑郁等都会严重地影响身心的健康。这一切，我们又可归纳为心的作用，一切都和心有关。

这也是很多人一些慢性病很难调过来的一个原因！有时候通过医药调理好了，可是他的思想观念没有转变过来，生活方式和行为就转变不过来，过一段时间又生病了。

这样问题就会不断地重复，佛学叫业力法则，有什么样的心，就会有什么样的身心和世界。

当身心出现问题，连锁反应就是表现在健康、人际关系、金钱关系等上面。

那么辟谷调心最简单的方法是，感恩、包容、利他。感恩万物、包容一切、利益他人，需要注意这一切也包括自己在内。

接下来说说调场，本质上来说，心决定了调场和调食。不过，我们还是有必要了解一下，避免认知盲区。

五、调场：自然环境与风水

调场主要指选择环境和对环境的调整，大环境决定了小环境。

环境，包括社会环境和自然环境，前面提到决定健康四个因素中，环境因素占了 17%，医疗仅占 8%。

自然环境是相对社会环境而言，指的是由水土、地域、气候等自然事物所形成的环境。其中最主要包括阳光、空气、水、土壤、动物、植物、矿物等，自然环境对人的生活和健康有重要意义。

"所谓社会环境，就是对我们所处的社会政治环境、经济环境、法制环境、科技环境、文化环境等宏观因素的综合。社会环境对我们职业生涯乃至人生发展都有重大影响。狭义仅指人类生活的直接环境，如家庭、劳动组织、学习条件和其他集体性社团等。社会环境对人的形成和发展进化起着重要作用，同时人类活动给予社会环境以深刻的影响，而人类本身在适应改造社会环境的过程中也在不断变化。"[1]

我的一位好朋友，她在福建，皮肤就不好，整个身心状态不佳，但是到了重庆，她的皮肤和身心状态变得很好。这就是环境和气候对人的身心的影响。

有些人生病怎么也治不好，但是换了个环境就变好了。现代人对环境的感知力越来越迟钝，特别是在城市生活久的人群。

这几个月住在城市里，对城市的环境、空气、高楼和各种噪声都很不习惯！在楼房里，出入要电梯，自然会减少到室外活动的频率，甚至一整天不出门。城市的噪声很多人都习惯了，我和朋友说，晚上睡觉时，公路上的车声还有空调声等都很影响睡眠，而她居然没有听到。

环境对人身心的影响巨大，外部环境和人体的内部环境一旦失调，就会影响到人体的健康。

————————————

[1] 《公共关系原理与实务》，陶应虎、顾晓燕，清华大学出版社，2006 年。

　　所以我们在辟谷的时候，有条件到一个磁场好的环境，会事半功倍。条件不足的话，也要注意室内的环境和在户外练功的环境。

　　而辟谷就是在不断地净化自己的身体、心灵、人际关系、财富等，只有当身心处在一种平衡的状态时再去辟谷、打坐、修炼，才会更加的轻松，也就没那么多的障碍。

六、重阳：无花无酒不修仙

（一）中神通王重阳与"重阳节"

　　每年的农历九月初九日，是传统节日"重阳节"。九数为阳，两九相逢故曰"重阳"或"重九"。

　　传统文化认为，九是极数，有九九归一、九九八十一难、九五之尊、九九归真、一元肇始等说法，具有归根复命之意。

　　九是最大的天数，是大吉祥的日子，同时又有物极必反之意，所以也是大不吉之时，需要避恶禳灾，祈福增寿。

　　九月初九，"地气"开始上升，"天气"开始下降，所以要用登高、插茱萸、饮菊花酒等来祈福辟邪。古人有"无菊无酒不重阳，不插茱萸不成节"的说法。

　　唐代孙思邈在《千金月令》里记载："重阳日，必以肴酒登高远眺，为时宴之游赏。以畅秋志。酒必采茱萸、甘菊以泛之，即醉而归。"

　　九九重阳，总的来说是大吉大不吉之日，福祸相依，从古至今这天发生了无数的传奇故事。

和重阳节关系最大的名人，应当是金庸武侠里中神通王重阳了，直接以"重阳"为号。王重阳是道教全真派的创始祖师，以内丹修炼为基础，提倡三教合一，提出"三教从来一祖风"的和谐学说。全真道内以修习《道德经》为主，修习《孝经》《般若波罗蜜多心经》为辅。

王重阳在《三州五会化缘榜》中教导会众：修行不要走旁门左道，饥来吃饭，睡来合眼，刻意的打坐、学道都不用，只需屏除杂念，心中清净，自自然然就是修行。

他主张无心忘言，柔弱清静，正心诚意，少思寡欲，出家修行；因内修"求返其真"，主张功行双全，以期成仙证真，所以叫"全真"。

九九重阳，九九归一，有全真之意否？重要的是九九这天，还是道教神仙斗姆元君和佛教摩利支天菩萨的诞辰。

（二）北斗七星的母亲——斗姆元君

斗姆，又名斗姥。"斗"是指北斗七星，"姆"的意思是母亲，"斗姆"就是北斗七星之母，道教尊称其为"圆明道母天尊"。

《玉清无上灵宝自然北斗本真经》记述：斗姆是龙汉年间周御王的爱妃紫光夫人，先后为周御王生下九子。长子和次子分别为四御的天皇大帝和紫微大帝（四御之一中天紫微北极大帝），其余七子为北斗七星的贪狼、巨门、禄存、文曲、廉贞、武曲、破军。斗姆元君的形象常是三目、四首、八臂之女神，其圣诞为农历九月初九。

《太上玄灵斗姆大圣元君本命延生心经》曰："斗母降以大药，普垂医治之功，燮理五行，升降二炁，解滞去窒，破暗除邪，愆期者应期，失度者得度。安全胎育，治疗病疴……职重天医，生诸天众月之明，为北斗众星之母。斗为之魄，水为之精。"

道经中盛赞斗姆元君："能阳能雨能变化，救灾救难救刀兵，祈嗣就生麒麟子，祈名金榜就题名；商贾者，利加增，祈求父母得长生，子孙得荣盛，夫妇寿康宁；万邪自归正，诸恶化为尘。"

在九九斗姆圣诞之日，可以拜斗姆、诵斗姆宝诰和心咒以消灾解厄，祈福增寿。

1. 斗姆宝诰

至心皈命礼。西天竺国，大智光中。真空妙相法王师，无上玄元天母主。金光烁处，日月潜辉。宝杵旋时，鬼神失色。显灵踪于尘世，卫圣驾于阎浮。众生有难若称名，大士寻声来救苦。大悲大愿，大圣大慈，圣德巨光天后，摩利支天大圣，圆明道姥天尊。

2. 斗姆心咒

唵嘛哩唧、芒、娑诃，诵108～1080遍！

（三）大神通自在——摩利支天

摩利支天，意为"光""阳焰"。摩利支天有隐形自在的大神通力，能救芸芸众生于危难水火之中，特别是疫情的时候，祈请摩利支天可以庇护众生平安。

唐不空法师译有《摩利支天经》曰："有天名摩利支，有大神通自在之法。常行日前，日不见彼，彼能见日。无人能见，无人能知，无人能害，无人欺诳，无人能缚，无人能债其财物，无人能罚，不畏怨家，能得其便。"

摩利支天又被称为战神，有护身、隐身、得财、诤论得胜等功德。唐时传入日本，被称为阳炎之女神，东密本尊法有修摩利支天，是为财富守护之神！

神秘的日本忍者，因为摩利支天有大自在神通，能够隐形，连天界的众多神明也看不到她的身影，就奉其为自己的守护本尊。影视作品中的日本忍者，会隐身术、结手印、持咒等，使用的就是密教中的摩利支天咒和手印（摩利支天隐形印）。

摩利支天在佛寺的造像为天女形象，手执莲花，头顶宝塔，坐在金色的猪身上，周围还环绕着七只小猪（北斗七星）。

所以重阳节之日，可以观想摩利支天菩萨像或种子字，持摩利支天心咒，至诚祈请，所愿皆办。

摩利支天心咒：嗡 嘛 利 既 梭 哈。

著名作家、文化学者雪漠老师，曾在新型冠状病毒感染期间讲到摩利支天，并作摩利支颂：

> 大哉摩利支，斗姆育星君。
>
> 雷部生大力，寰宇得清宁。
>
> 除病息瘟疫，持咒长慧聪。
>
> 祛病可增寿，大力伏小人。
>
> 净化诸罪障，怀柔有馨名。
>
> 调伏冤仇者，雷神助吾行。
>
> 随缘迷入悟，万行得便通。
>
> 能除冤贼难，失财复得隆。

更获清净福，诸事皆遂心。

增长大吉祥，法身证今生。

摩利支咒：嗡摩利支盟梭哈。

（四）太阳神的能量

前面介绍了摩利支天菩萨、斗姆元君、全真派祖师王重阳等，都和"九九重阳"有着亲密的关系。既然说到了重阳，那么就不能忽略了地球生物赖以生存的太阳，接下来请太阳神出场！

神话学派的代表人物麦克斯·缪勒（Max Muller）提出，人类所塑造出的最早的神是太阳神，最早的崇拜形式是太阳崇拜。太阳神话是一切神话的核心，一切神话都是由太阳神话派生出来的。宗教的演变历程是从崇拜太阳的单一神教向多神教发展，最后又演变成唯一的神教。

当代物理学家布莱恩·R. 格林（Brian R. Greene）在《宇宙的琴弦》(*The Elegant Universe: String Theory*)一书中说："地球上的生命全靠电磁波从太阳带到地球上来的太阳能而生存。"

万物能量来源于太阳，自古以来人类就有太阳的崇拜之说，古人在探索太阳的奥秘中，还发现了太阳和生命的秘密。

中国道家内丹的"丹"字就是日、月二字的合写，修炼者采天地之气时，包含了采日精月华。在《聊斋志异》里，也记载有狐狸拜月等动物修炼成精的故事，可见万物的生长都离不开日月。

胡孚琛教授论述丹道时说："人的食物及一切生命物质，皆是光合作用的产品。丹道关于精气神的修炼，本质上也是光合作用。因之人的性光或心光，究极而言皆源自阳光。阳光是丹道摄入生命能量的主要来源，丹道之采日光法、拜日功、存想日光功、日光运睛功乃至密宗大圆满以'唵啊吽'咒语采日光积聚能量以达到虹化之身等，皆和摄入日光精华有关。"

原来如此，想要修仙、虹化的大侠们，多采太阳的能量吧！就连动物也懂得采日月精华哦！

我们来看看修炼者是如何采日精月华的呢？

《道藏》中有记载《服日月气法》："直存心中有日，象大如钱，在心中赤色，有九芒，从心中上出喉至齿间，即回环胃中。如此良久。临目存见心中、胃中分明……行之一年，疾病除；五年，身有光彩。"

如果觉得有些复杂，下面介绍一些简单的方法，是辟谷时常用的采日精月华之法如下。

1. 采日精

上午 7 ～ 9 点之间，采集太阳的能量，想象金黄色的或五色的乒乓球光柱进入百会穴全身放松，采日精是和父亲能量链接，助于事业。消除身体寒气。采日精 10 ～ 30 分钟。结束时记得双手合十收功说"谢谢"（方向不限制）。

2. 采月华

晚上 9 ～ 11 点，采集月华的能量，想象冰糖葫芦一样光串大小银白的光从百会穴进入全身放松（滋补阴气），采月华 10 ～ 30 分钟，是链接母亲能量信息，助于家庭或女性疾病减少。初一、十五必须采，能量强对身体好！做完之后记得一定要收功（方向不限制）。

补充说明一下，天气不好时，就不要乱采了。另外，春分、秋分、夏至、冬至以及一些重要的传统节日，可以多练功。采气最关键的是内心清净无为，不要贪，不要执着，顺其自然为妙。

还有一种方法，吸气时将太阳或月亮的能量吸入肚脐，吐气时放松，采5～15分钟即可。

（五）懒人采日精法

有人问，还有没有更简单的，当然有。现在介绍一种懒人采日精法，我们穿越到千年前的大唐，看看诗人白居易的《负冬日》：

> 杲杲冬日出，照我屋南隅。
>
> 负暄闭目坐，和气生肌肤。
>
> 初似饮醇醪，又如蛰者苏。
>
> 外融百骸畅，中适一念无。
>
> 旷然忘所在，心与虚空俱。

从诗中可以看出，大诗人白居易慵懒地坐在户外，无比享受这冬日的阳光晒着背部，慢慢地如饮醇酒，如虫复苏，血气通畅，达到了物我两忘的境界。

这让我想起在第一次辟谷的时候，因为是在北方，又是冬至，师父说每天早上和下午的时候要去晒晒太阳。后来有一位朋友，他带辟谷班时，每天早上都带着学员去站桩晒背以提升阳气。

背部的足太阳经是人体接受太阳能量和抵御虚邪贼风的第一道防线，督脉为"阳脉之海"，总督一身之阳气。经常晒晒太阳就能够直接吸收阳气，提升生命的活力，改善身心的健康。

《黄帝内经·素问》曰："阳气者若天与日，失其所则折寿而不彰，故天运当以日光明。"明代大医张景岳说："人是小乾坤，得阳则生，失阳则死。"

清代的慈山居士在他的《长寿秘诀》中写道："清晨略进饮食后，如值日晴风空，就南窗下，背日而坐，《列子》所谓'负日之暄'也。脊梁得有微暖，能遍体和畅。日为太阳之精，其光壮人阳气，极为补益。"

师父说辟谷的三要素：阳光、空气、水。

辟谷的修炼，有人是以光为食，有兴趣的朋友可以去看纪录片《生命源于光》。生命的能量来源于阳光，早在 20 世纪 60 年代，因为发现维生素 C 而获得诺贝尔医学的森特·哲尔吉因教授认为："人体所有能量都源于太阳的光线。"

植物通过光合作用，将太阳的能量存储起来，食草动物通过植物获得能量，食肉动物吃掉食草动物，人类通过植物和动物来获取能量。本质上，我们吃的东西、喝的水进入人体后，通过脾胃来转化提起能量，剩下对人体没有用的渣滓化成粪便排出体外。

换句话说，辟谷相当于直接摄取太阳光的能量。

（六）送你一份免费"营养能量套餐"

自然阳光很重要，没事带家人和孩子到户外去晒晒太阳，享受大自然给我们的馈赠。

这是自然界馈赠给我们最好的免费"营养能量套餐"，许多人因为观念的偏差，过于刻意躲避阻挡自然阳光。

令人感到遗憾的是，现在的社会，很多人被动失去接触自然阳光的机会，人们工作和生活多数集中在高楼大厦里面。如果日照时间不足，长期待在室内，对健康的影响非常大，它会让人的精神无法集中、疲倦、压力大，甚至焦虑抑郁。

埃斯特·M. 斯滕伯格（Esther M. Sternberg MD）医学博士在《选对好地方，汲取正能量》（*Healing Spaces: The Science of Place and Well-being*）一书中说："正如阳光可以激励情绪、促进生理反应，缺乏阳光也可以导致情绪的低落和生理反应的减少。长时间暴露在荧光灯照明下而非长时间暴露在自然光下（是办公场所里的常见情况）会令大多数人变得沮丧。"

现代科学证明，自然阳光会增加人体对氧气的吸收、降低心跳的速度、加速皮肤的新陈代谢、调节人体的免疫功能，甚至改善肌肉的能量。

我们都知道晒太阳可以补充维生素 D，促进钙的吸收，也就是晒太阳可以补钙。那么自然阳光对儿童的发育成长以及预防中老年人的骨质疏松，也有很大的帮助。

《阳光疗愈力》的作者理查德·哈代说："如果你在一年中适当的时间晒太阳，就根本用不着服用任何维生素 D。相反，如果你不出去晒太阳，就可能陷于维生素 D 缺乏或是无效。"

光线进入眼睛，刺激虹膜。这时，两件事发生了。首先，神经脉冲沿着视神经通向大脑视觉诠释区域。同时，有些神经脉冲从视神经通向大脑内的腺体"下丘脑"，下丘脑分泌血清素。血清素在下面这些方面起了重要作用：控制情绪、规范睡眠类型、体温、消化和性冲动。最近的研究提示：SAD 患者下丘脑有异常之处，光照可以使之逆转。下丘脑的血清素水平在冬季的几个月里下降，血清素水平低与焦虑和抑郁有关。确实，最近发明的抗抑郁药，例如百忧解，能够提高脑内血清素水平，从而缓解抑郁症状。因此，明亮的光线可以从根本上矫正血清素不足，从而有效治疗抑郁症。

无论是传统文化还是现代科学，都认为生命能量主要来源阳光。"西方医学之父"希波克拉底曾说："阳光、空气、水和运动，乃是生命与健康的源泉。"

最后送上理查德·哈代关于晒太阳的几个建议：

（1）早晨晒太阳比一天其他时间更有益，一年中最好的时间是春天和初夏的早上 6:00～9:00。

（2）最好在 18 摄氏度以下的气温下日光浴，皮肤不习惯强烈紫外线的人不要在 25 摄氏度以上环境里晒太阳。因为寒冷条件下日光浴，能让身体产生热量，这与高温时人体力图散热时的机制不同。

（3）日光浴时间并非越长越好，当你计划到海滨度假时，最好提前逐步加大日晒量，不要突然暴露在强烈的阳光下过久。

（4）老年人需要更多的阳光，因为皮肤合成维生素 D 的能力随年龄而减退。

（5）生活在纬度较低地方、皮肤较黑的人到高纬度的地区居住，需要加大日晒量才能维持维生素 D 的需求。

（6）除了雪地等极端环境，在能够适应的光线强度内，不需要佩戴太阳镜，眼睛能够适应全光谱的阳光。而防晒霜虽对紫外线 B 有效，却不能阻碍紫外线 A 对皮肤的刺激，涂抹防晒霜也不能成为过度曝晒的理由。

选择好时机，到户外晒太阳，过分乱晒，伤了可别怪没提醒你啊！这一份"能量营养套餐"收下，不谢！信受奉行，大补！

七、因为它，人类的平均寿命缩短了 5 年半

"西方医学之父"希波克拉底曾说："阳光、空气、水和运动，乃是生命与健

康的源泉。"

关于阳光对身心健康的影响，在上一篇文章中已经详细介绍了。

现在我们来看看空气，这是最容易被人忽略而导致各种疾病的产生。我们每天吃的东西，需要用水去清洗、甚至消毒，喝水要过滤、净化、烧开来喝，正常成年人平静呼吸每分钟 12 ～ 18 次（每天 2 万多次），但人们却忘记了提供给呼吸最重要的空气质量。

只有到了极度的雾霾，或严重的空气污染时，影响伤害到呼吸系统，人们才会意识到空气质量有多么的重要。

在地球上浅海的藻类和陆地上的森林制造了 90% 以上的氧气，但人类不断地砍伐森林，浅海受到污染造成大量藻类的死亡，以及工业造成的污染，让空气的品质不断地下降。从近几年，我国各地城市出现的雾霾，就知道空气的品质如何了。

如果你在城市生活，对雾霾天气置之不理，或不懂防护，我们来看看历史上伦敦发生的"毒雾事件"。

1952 年 12 月 5—9 日，伦敦上空受反气旋影响，大量工厂生产和居民燃煤取暖排出的废气难以扩散，积聚在城市上空，许多市民出现胸闷、窒息等不适感，发病率和死亡率急剧增加。城市交通瘫痪多日，数百万人受影响，这场事件造成至少 4000 人死亡。

有证据显示，1952 年伦敦烟雾事件还诱发了 1953 年早春的流感爆发，使得8000 多人丧生。这是伦敦历史上最惨痛的时刻和教训之一。

1956 年，英国人反思空气污染造成的苦果，颁布了世界上第一部空气污染防治法案《清洁空气法》。

1993 年 1 月开始，英国强制所有在国境内出售的新车都必须加装催化器以减少氮氧化物污染的排放。

1995 年，英国通过了《环境法》，要求制定一个治理污染的全国战略，设立了必须在 2005 年前实现的战雾目标，要求工业部门、交通管理部门和地方政府同心协力，减少一氧化碳等 8 种常见污染物的排放量。

美国国家航空航天局地球观测站，公布了一幅 1850—2000 年之间"全球各地区细颗粒物浓度和致死人数分布图"，根据分布图的数据说明"在中国东部、印度北部和欧洲，工业革命带来的城市化导致空气中的细颗粒物大大增加，并对人们的健康造成了很大的影响。在这些人口稠密、空气污染严重的地区（深褐色），人为造成的空气污染导致每年每平方公里超过 1000 人过早死亡。"

2012 年联合国环境规划署公布的《全球环境展望 5》指出，每年有 70 万人死于因臭氧导致的呼吸系统疾病，有近 200 万的过早死亡病例与颗粒物污染有关。《美国国家科学院院刊》（PNAS）也发表了研究报告，报告中称，人类的平均寿命因为空气污染很可能已经缩短了 5 年半。

2013 年，《环境研究通讯》（Environmental Research Letters）中的论文指出：全世界每年因为室外的有毒空气污染物细颗粒物而死亡的人数约为 210 万。

2013 年 11 月，世界卫生组织宣布空气污染物是地球上"最危险的环境致癌物质之一"。

空气污染中含有细颗粒物，又称细粒、细颗粒、PM2.5。其含量越高，有害物质（如重金属、微生物等）越多，空气污染越严重，并能伤害人体的呼吸系统，产生呼吸系统疾病和肺癌。

看到这里，我想基本上对空气污染和雾霾的危害有了一定的认识和了解。也就是空气中颗粒物浓度越高，对人体的健康危害越大。

PM2.5 的浓度值以每立方米的微克值来表示，如 10 微克 / 立方米的 PM2.5 浓度指标为 10。

世界卫生组织（WHO）认为，PM2.5 小于 10 微克 / 立方米是安全值。世界卫生组织在 2005 年版《空气质量准则》中也指出：当 PM2.5 年均浓度达到每立方米 35 微克时，人的死亡风险比每立方米 10 微克的情形约增加 15%。

但每个国家对 PM2.5 的标准不一样，大部分国家并未把 PM2.5 纳入环境评估中，中国从 2012 年才开始监测 PM2.5 浓度。

国内现行的标准为 75 微克 / 立方米浓度的 PM2.5 对应的空气质量指数为 100，即高于 75 为不达标。

以此标准，看看你所处城市的 PM2.5 的指数，想要生活在空气质量好的地方，真的很难。

那么只能呼吁减少森林的砍伐，多植木造林，日常生活中尽量减少污染空气的行为，提倡绿色出行。多和家人一起到户外等去运动、生活、度假，呼吸新鲜的空气。

平时还要适当的锻炼，增强免疫力也是很重要的。但雾霾天，就别长期待在户外了，更不要去跑步锻炼。

2019 年的时候，在印度听一位好朋友说，有个华人刚到新德里的时候，每天起来跑步，结果一个月后去医院检查，得了肺炎。为什么？因为新德里城市的空气污染很严重，是名列全球十大污染城市之一。根据世界卫生组织的调查结果，新德里颗粒物浓度排名第二，比世卫组织认为的安全值高六倍。

这是发生在身边最真实的案例了，如果是因为无知而无所畏惧，或者因为迟钝而像温水煮青蛙那样，在无知和迟钝中，走向毁灭，那真是可惜。

空气三宝

我们到森林中，自然环境好的乡村，迎面扑来的总是清新的空气，令人精神一振，心旷神怡。这是因为空气中含有丰富的空气清洁元素：臭氧、负离子、芬多精。

臭氧：能在下雨打雷和植物的光合作用中产生，使空气闻起来有一丝微弱的清新感，像青草的味道。臭氧在大气层上方形成臭氧层并吸收紫外线，从而保护地面上的生物免受紫外线的伤害。

负离子：森林、湿地、瀑布、大海等自然环境是产生空气负（氧）离子的重要场所，例如水从高处流下撞击物体就会产生负离子。

负离子能中和环境中的正离子，人体每天会产生很多正离子，当遇到自然中空气中负离子浓度高时，就会感觉神清气爽、非常的舒适。

芬多精：所有的植物都会分泌一种成分，以杀死其周围环境的其他生物，这种成分被称为芬多精，有着"液体黄金"的美誉。

芬多精具有抗菌、净化空气、降低污染，使人呼吸顺畅、精神旺盛等效果，对人身心的健康起到很好的作用。

现在知道为什么居住在空气质量好的地方，对人身心的影响会这么大了。一位朋友在大山里的村庄租了片地，他有高血压，但每次到山里住几天，血压就正常了，失眠也好了。他总结是，因为山里的村庄空气好，水检测出来的质量比广西的巴马还好，而且在山里睡觉特别的安静、舒服。

问题是，许多人并不能享受到优质的空气，必须为了生活留在城市中，那么如何应对和预防污染的空气，又如何有效的调理好关于呼吸系统的疾病呢？

八、快乐和痛苦，都是你自己造出来的

美国心理咨询专家、作家露易丝·海在《生命的重建》一书里说："我们真的会变成我们自己所想的那样。"

如果说你生命中所发生的一切痛苦以及快乐，完全是你自己造出来的。这样也许会让人感到愤怒或者难以置信。佛学认为"万法唯心造"，你所经验的世界超不过你的心。简单地说，有什么样的心，就有什么样的世界；有什么样的思想，那么就会有什么样的人生。

一个人所想、所说、所做，就像播种一样，最终都会在你的生命和生活中呈现出来。而这样的结果，正是你所想、所说、所做的样子；人的一生都在不停地自作自受，无论是好的，还是坏的。

今天继续整理辟谷的日记，思考怎么来梳理辟谷的一些经验和方法，如果只是把之前的日记简单码字上来，毕竟已经有段时间了，加上之前对辟谷的认识也很有限，所有决定重新梳理，站在当下的角度，去总结过去的经验来服务现在和未来。

帛书《老子》说："执今之道，以御今之有。"[1] 时代的发展总是不停地演变，只有与时俱进，才能把握当下。

现在开始说说辟谷前的准备吧，师父说你第一次辟谷可以先辟二十一天，开始前先减少食量，然后清淡饮食，再过渡到不吃晚餐，接下来就可以进入辟谷了。辟谷前可以先给自己定一个目标天数，期间不能洗热水澡，不要接触热水，前两三天可以吃点核桃、葵花籽、松仁等来润肠。每天早上起来练功，爬山，中午休息，下午晒会太阳，然后回来继续练功，晚上 10 点前休息……

你先这样开始，接下来遇到什么问题，再慢慢地讲，因为每个人身体条件不一样，辟谷期间的反应也不尽相同。

---

[1] 《帛书老子校注》下，高明撰，中华书局，2020，第 409 页。

辟谷，对相信的人来说，只要有方法，其实并不难；对于不相信的人来说，连尝试新事物的勇气也没有，更谈不上开始了。

我就这样开启了第一次辟谷，因为住在香山，空气好，爬山练功也很方便，所以就没有另外寻找辟谷的场地了。

自然环境其实非常的重要，如果你要辟谷的话，有条件的最好选择到一些有山有水，气场好的地方去，这样对自己的身心有很大的帮助。

想想，为什么修道之人要到名山大川去修炼呢？

今年6月份，我在终南山带一期辟谷班，每天上午在山里徒步三四个小时，一点也不觉得累！但有一天带大家下山到附近的国道上徒步，结果可想而知，虽然是在大山里的公路，来来回回的汽车也不多，但那种杂乱的气场对人身心的影响非常大，回来途中，每个人似乎虚脱了一样。

在山里居住久了，突然到都市会很不适应，有的人甚至会生病，看来确实如此。几年前北京的雾霾很严重，听说有人乘飞机到海南，一下飞机做了几个深呼吸就晕过去了。

急救员问：哪里来的？

答：北京。

急救员把氧气筒的管接到汽车的排气管上，让他吸几口。醒了。

呵呵，这当然是个段子，不过突然切换环境的话，身心的适应是需要个缓冲的。辟谷也是这样，不要突然断食，也不要突然复食。

所以，这次在山里徒步和国道上徒步的对比，让大家有了种更深刻的体验。为什么都市的气场杂乱，山里的气场好，说得再多，不如亲身体验一下。只要静下心来，就很容易感受到的，而在辟谷的状态下，会更加的直观。关于环境的气场，以后再做详细的介绍。

九、造化弄人：辟谷的安装程序

学太极拳时，师父说要先明理，多练习，等功夫上身了再去看其他相关的书籍和理论，这样一看就懂了。刚开始，一门深入真的太重要了，特别是现在信息发达，许多理论和资讯在网上一搜就都出来了。可惜有时候，看多了，人反而失去了分辨的能力，不小心还得患上选择困难综合征！

在 14 世纪，法国哲学家布里丹提出了一个有趣的概念，叫作"布里丹之驴"。这个概念描述了一只驴在面对两捆同样的草堆时，因为无法做出选择而最终饥饿至死。听起来或许匪夷所思，但这种犹豫和失去机会的情景在我们的生活中却屡见不鲜。

就像某些人在犹豫不决中，失去了机会，在迟迟的等待中放弃了选择。在生命中的巅峰时刻遇到了心仪的人，却因为犹豫不决而错失，最终只能独自终老。

人的一生会面临着很多的选择，错过了某些机会可能会导致一生的遗憾。我们常说生命经不起等待，但在无可奈何的情况下，又会感叹说是造化弄人。

那么，到底是什么塑造了我们的选择，又是什么东西隐藏在背后，操控着我们的命运呢？

有人说，性格决定命运，知识改变命运，思维方式决定未来，等等。还有人说，一命二运三风水、四积阴德五读书。神说，每个人都有原罪，人生就是一个赎罪的过程。佛说，欲知过去因者，见其现在果；欲知未来果者，见其现在因。

我们可以从一个人的思维、行为和语言，来窥见一个生命的轨迹。同样，如果能够改变思维、行为和语言，就会改变命运的轨迹。更准确地说，是改变心灵的运行模式，就像升级操作系统一样。

变心很简单，因为心本就无常，但要改变心的运行模式就很难。但要改变心灵的运行模式就相当困难了，因为习惯已经在我们内心深处扎下了根，就像一个早已设定的程序，我们只是一遍又一遍地执行。当我们努力改变时，就会发现，原来世上最难改变的是人心。

我们内心的信念最终会显现在我们的现实中。如果你坚信自己会幸福，幸福将会降临；如果你坚信自己会不幸，那么不幸也将会不离不弃。

看起来很简单，但很多人却不敢相信自己！遗憾的是，我们既渴望相信，却又不断地怀疑。

露易丝·海在她的著作《生命的重建》中提到人们常说的两句话，它们带来截然不同的生活体验。

"所有人都对我别有用心，不怀好意。"

"所有人对我都有很大的帮助。"这两种信念，必然带来截然不同的人生体验。我们相信什么，就会成为什么样的人。

悲哀的是，一个人从受胎开始，到婴儿时期，再到上学，然后进入社会等过程中，我们经历了各种思维的塑造，形成了一套固有的思维牢不可破。有时候，我们甚至怀疑自己，更别提相信他人了。

庄子在《逍遥游》中讲到了一个故事：

肩吾跑来请教连叔说：我听一个叫接舆的人在吹牛，他说的话了无边际，就像天上的银河一样没有尽头，完全不符合常理，太不靠谱啦！

连叔说：他说了些什么啊？

肩吾说：在藐姑射山上有一位神人，肌肤像冰雪一样，体态柔美像处子，而且不食五谷，餐风饮露，乘云气驾飞龙，遨游在四海之外；他形神合一，能使万物不受病害而自然成熟。我看他是在说诳语，所以根本不相信有这样的事情。

连叔说：是呀！眼瞎的人怎么和他欣赏自然文章的美丽？耳聋的人怎么和他说钟鼓的乐声？岂止是身体上有聋与瞎？还有思想和知识上的聋与瞎啊！这话就是在说你呀。那位神人的成就能包容万事万物，他所在的世界安定太平，他又怎么会去管世间的俗事呢？这样的神人，外物不能伤害他，洪水滔天不能淹没他，天下大旱使金石熔化、土山焦裂，他也不感到灼热。他的尘垢秕糠之物，都能造就出尧、舜那样的圣人来，又怎么会把外物当一回事呢？

世界上有很多我们不知道的事情，任何的一种存在都有可能，当用自己有限的知识去度量无限的世界时，需要的是对自然的一种敬畏，对生命的一种尊重。

肩吾不相信藐姑射山有这样的神人，是因为自己的无知，就像有些人没有辟谷的体验，或者因为身边的人或自己辟谷失败，而否认、排斥辟谷一样。

辟谷的好坏一直在争论不休，而当你在这些争论的信息里犹豫不决的时候，从古至今，早已无数人用生命去体验，去实践，去打开一扇生命未知之门。

既然我们心里的想法，总能变成现实，为什么我们不往好的方面去想呢？为什么不去尝试一些能让自己变得更好的方法呢？那是因为，大部分的人思想偏执，甚至抓住一些错误的信念不放，把自己囚禁在自以为是的牢笼里痛苦不堪。

当你坚定信念、勇往直前的时候，不需要期待奇迹的降临，你存在本身就是一个独一无二的奇迹。信念是你克服困难、战胜自己的法宝之一。

台湾黄鼎殷医师在临床时，有一天突然想研究一下，在罹患癌症前就有死亡意愿的末期癌症患者的比例是多少？他做了个口头调查，总共 18 位患者，有 17 位在罹患癌症前就有死亡意愿，剩下一位陷入了昏迷，没有回答他的问题。比例之高，实在吓人。

　　也就是他负责的癌症患者，几乎在得癌症前就有死亡意愿。病由心生，此言非虚！

　　当一个人不断的否定自己的时候，就开始放弃自己，身体也会和心相应，开启自毁系统。反过来，当一个人不断地肯定自己，那么就会开启重生的系统。当然，这里不展开讨论，关于这样的文章已经很多了。

　　我们谈谈辟谷和信念的关系，辟谷之初，师父说设定二十一天，于是我潜意识里就设定这次辟谷为二十一天。辟谷之前，设定的信念很关键，就像我们设定目标一样。有人把辟谷之前的设定，称为"编程辟谷""意念辟谷"，是一种高层次的辟谷方法。

　　具体的步骤如下：

　　（1）设定辟谷的天数和生命状态，如：我决定辟谷七天，在辟谷过程中不饥不渴，体力充足，精力充沛，身体的所有体征正常稳定！

　　（2）安装程序：静坐，全身从头到足逐步放松三遍，待到身心相对安静时，心里默念我从今天开始辟谷两天（三天或者五天），在辟谷过程中不饥不渴，体力充足，精力充沛，身体的所有体征正常稳定。这样默念九遍或者四十九遍（初次辟谷，建议默念四十九遍）即可。

　　（3）在辟谷过程中，如有饥饿感，可用服气补充能量，或者用意念辟谷方式补充能量。

　　（4）附：食气方法——有饥饿感时，意念想着自己的胃以及胃外边的肚皮都打开一道小门，外面的能量（包括氧气、声能、光能、电能、磁能、波能等各种能量）通过小门直接进入胃里。

　　前提是要做到：全身心放松，心情尽量平静，能用意去感受到胃部的感觉（这种感觉很细微，很轻微。只有很用心、细细体味才能觉察到）。先感觉到细微的感觉后，再就能感应到能量进入的状态，以及饱胀的感觉。

提示：感觉饥饿时，就用意念补充能量。

另外，可以直接用意念，意想着把外面的能量（包括氧气、声能、光能、电能、磁能、波能等各种能量）调入自己的丹田（肚脐往里一寸，也就是自己中指的一节的长度，注意，丹田是一个区域，不要只想着一个点）。当丹田的能量充足以后，身体自然不会再觉得饥饿。

当然，没有经验的辟谷者，还是需要知道一些辟谷的基本常识和方法，如不洗热水澡、适当运动、知道排病反应，以及一些导引食气，急救等。

编程辟谷和意念辟谷的信念设定大同小异，最关键的是相信并付出行动。

第一次辟谷时，其实没有看过任何的资料和理论，只是听师父的话照做就是了，这样比较简单，没有许多概念和理论的冲突。如果开始前，我找了很多网络的资料来看，不知能不能那么坚持和顺利地进行完全断水七天的辟谷呢？

最后请不要盲目地相信没有经过自己体验过的理论和信息，包括以上的内容。迷信权威容易令人失去独立的思考，不管是哪种权威！

十、点穴与辟谷自愈力

他跑到深山七天不吃，掉了十几斤肉，痛风居然好了……

自从学了内针，从印度到中国，期间曾经每日不间断地实践，虽然我的生活像云游一样，在一个地方不会待太久，但也因此遇到各色各样的朋友，也遇上各种各样的疑难杂症，让我在内针实践的过程中积累了一些经验。感恩在路上遇见的朋友。

在践行的过程中，有时候也会和学习中医的朋友分享些心得，朋友说，那么多案例，能够整理出来非常好。其实，内针的理法已经在《黄帝内针》一书中全盘托出，只要遵循内针理法，很多事情就不必再细说了。

把有些案例分享出来，其一，能记录一下自己践行内针的过程，其二，如能对初学者增加些信心，为同学提供多一种思路，也算是件有意义的事情吧。

整理案例的时候才发现，如果不及时记录下来，很多细节的东西就遗忘了，还有很多已经想不起来。而内针恰恰是善于运用大纲领，万变不离其宗，只要抓住纲领，就可以以不变应万变，有些细节就显得不那么重要了。

在上内针课的时候，就想过辟谷的时候能不能用内针调理，后来请教了助教老师，老师建议辟谷时就好好辟谷，可以考虑在复谷后用针来调理。

由于平时基本在云游的状态，一直到了今年开春后，在几期辟谷班中，帮学员用内针来调理辟谷中出现的一些身体反应和个别的症状后，对于内针的随证治之有了更深入的体会。

有的人在辟谷初期会出现排病反应，如全身疲倦、头晕、恶心、低烧甚至呕吐等症状，从中医的角度讲，是体内的环境突然发生改变，体内的正气在战胜病邪的斗争中，引起身体的不适。

这个阶段用内针随证治之，同样取得很好的效果！

6 月份在终南山辟谷时，一位朋友推荐了她的先生来找我，因为她的先生痛风，膝盖痛到不能下床，这是 8 年来第 4 次复发，目前只能吃止痛片来维持。他来到终南山时，膝盖还肿痛着，走路不方便。

对于针灸和辟谷是否有效果，他自己也不清楚，如果到时痛风坚持不了，准备过两三天就回去了。

因为刚到山上，我让他先休息一下，睡完觉起来，我帮他用指针点穴调理！右膝盖痛，辨证后，症在阳明、太阴；取穴，曲池、尺泽；当下膝关节疼痛就缓解了很多，走路都轻松了。到了晚上，膝关节不痛了，疼痛转移到脚背上。

用内针理法，把握阴阳，随证治之，万变不离阴阳，辨证开始调理，疼痛立减。

很多患者会问，这需要多少时间，调理几次会好？以前这方面的经验不足，有的人康复得很快，一次二次就好了，有的人需要很长的时间。我帮一位八十来岁的老奶奶，连续用指针点穴调理一个多月才有明显的效果。

后来，就知道为什么要按疗程来定时间了！因为身体和思想总在不断地变化，需要一个过程来调理和观察。

这位朋友在终南山 7 天指针点穴和辟谷调理下来，膝关节和脚面不疼了，还减肥了十几斤，原来担心爬不了山路，也居然每天跟着上万步的路程下来，连他自己也没想到。

当看他开心分享的样子，当他发来检验尿酸正常时，当他爱人发来感谢的微信时，我的心中也蛮感慨的，于是就在朋友圈发了段话：

在终南山内带了一期七天的辟谷课，有专为调理身体而来的，也有仅想体验辟谷而来，但所得的体验各有不同！

大多数人熟练掌握一些社会生存必备的知识和技能都没有问题，如自己的专业，或使用手机，使用各类 App、玩游戏等！但遗憾的是很多人对自己的生命和身体了解得太少，甚至连一些基本的常识也很欠缺！一旦身体出现毛病，只会病急乱投医，将身家性命拱手他人！

而通过点穴、辟谷、太极拳、导引术、静坐等系统的练习，是一个认识阴阳，把握阴阳的途径！于此，可养生修真！

那位患有痛风多年的朋友，痛风发作时，膝关节严重到不能下地走路，来到终南山时，走路还一瘸一拐的，甚至怀疑自己能不能和我们一起爬山！

期间通过《黄帝内针》针法调理，第一次施针，膝关节疼痛大有缓解，信心倍增！后七天每日施针，辟谷只饮水、日行万步、站桩、观呼吸等综合练习！最后连他自己都非常佩服自己能够辟谷七天，不吃任何东西，还有痛风也不痛了！

嘱咐其复食后检查，尿酸也恢复正常！

生命的旅程中，一些病痛其实是身体的自我保护措施，让人向内关注生命的本身，不要舍本逐末，皮之不存，毛将焉附！

所以不要选择性地回避与遗忘，正视当下本来的状态，接纳一切，平衡阴阳，自然如蛇解结，水到渠成！

《黄帝内经：阴阳应象大论》："故善用针者、从阴引阳、从阳引阴，以右治左、以左治右。阳病治阴，阴病治阳，定其血气，各守其乡。"

为什么在短短的 7 天时间能取到这样的效果呢？因为内针立竿见影、辟谷排毒可以很好地规范饮食和作息时间；太极拳和导引术可以养气，让觉知更加敏锐；静坐能够调神修心。再加上山里的环境和空气，我想身心不改变都困难。

因为，当外在的自然环境和体内身心的环境都调整到一个舒适中和的状态，疾病就失去了生存的土壤。

可惜很多人不舍得用几天的时间来调理身体，修心养性，等到了疾病缠身时才身不由己地住进医院，奈何！

万物离不开阴阳，内针的理法同样可以指导辟谷、太极等关于生命的修炼的方方面面。2020 年 7 月，正好从印度回国隔离了 28 天后，在家乡一路到厦门，几乎每天都在践行内针的理法，我在朋友圈的日记写道：

在家里为母亲和叔叔用指针点穴调理，母亲身体多有不适，长年服用药物以控制血压等，睡觉时整条左腿疼痛到不能睡觉。第一天调理后，晚上睡觉腿已经不疼了。调理三天，症状大有缓解！奈何诸事缠身，不得不远离家乡！

在泉州，一朋友肩关节疼痛不能高举，为其按压穴位，当下能举高，症状大有缓解！

于厦门两周的时间，计有十几例，有多年疾病缠身的老人，亦有青壮年身体不适疼痛的朋友！有一次经过一次点穴调理，多年膝关节疼痛当下即愈的，也有手背撞伤不能屈指，按压穴位后当下即能屈指的案例！还有点穴调理数日，逐渐缓解长年的浑身疼痛，其腿部的静脉曲张明显减轻，等等。

内经曰："刺法有全神养真之旨，亦法有修真之道，非治疾也！故要修养和神也，道贵常存，补神固根，精气不散，神守不分……至真之要，在乎天玄，神守天息，复入本元，命曰归宗。"是以，针非治其病也，乃治其症，非治其症也，实调其神！调神在心，在意，在中。中也者，阴阳平衡也！

《黄帝内针》应用之妙，存乎一心！最忌执著于法，而失其真，以真合道，至正光明！所以，内针的应用过程中，也是修真的过程。修真不是什么神秘的事情，去妄存真，至诚感通，就是不断地完善自己的身心！

传统文化中有很多修养身心的方法，如果能修习一二，那么对内针的导引会有更深入的体会，同时也能更好地引导患者通过一些方法来启动自愈的能力，这也是我施完针后，会针对患者教授一些简单的运动方法，我把这当作是医嘱的一部分。

《道德经》说："大制不割。"①生命是一个整体的系统，牵一发而动全身，在实践的过程中也在不断地完善整体的思维系统，从点穴、导引、到饮食、作息、

① 《道德经》，张景、张松辉译注，中华书局，2021，第116页。

运动等医嘱，立体式的协助患者启动自愈的能力。真正治愈的关键还在患者自己，其他的只是辅助的作用罢了。

这几天刚好在读郭生白先生的《本能论新解》，有些心得可以作为医嘱参考。

诺贝尔医学奖得主梅基可夫倡言"人体中毒说"：食物腐败后积聚在大肠，形成有害物质，引起自身中毒，于是发生疾病，导致人体衰老。

可以说万病源于自身中毒，此毒来源于情绪的精神之毒，和食物的物质之毒！营养过剩是种病，太多的食物毒垢留在肠道内被吸收，进入脏器、血液、细胞，加上焦虑、怒火、恐惧、担忧等情志之毒，导致各种疾病！

古人讲：病从口入！非虚也。道家养生提出：若要长生，腹中常空，想要不死，肠中无屎！人生在世，离不开饮食，但怎么吃，如何吃却是智慧。

有人吃为满足口腹之欲而弃身家性命于不顾，有人干脆辟谷食气而追求长养圣胎！凡人还是需要学会管住嘴，迈开腿！情绪、饮食、运动、排便平衡了，身心自然和谐！

十一、生命健康的密码，95% 的人不知道

鱼在水里，忘记了水的存在，人在空气中，忘记了呼吸的存在。

一个人不吃东西可以活几天，十几天，通过辟谷有人可以一年，十几年不用进食，甚至更长的时间。但是，如果不呼吸，几分钟就会有生命危险。

呼吸不是简单的把空气吸进去再吐出来，因为呼吸直接影响着人的身心健康，正确的呼吸可以改善我们的健康，提升免疫力，收获身心的富足与快乐。

呼吸甚至比饮食和运动更为重要，可惜的是人们每时每刻都在呼吸，却对呼吸熟视无睹，人们在不断地探索生命的奥秘，身心的健康，却忽略了通过呼吸就可以达到目的。

一旦呼吸出现了故障，呼吸不畅，呼吸困难等，那么身体的健康就亮起了红灯，甚至已经疾病缠身了。

不正确的呼吸会导致身心的不和谐，情绪不稳定，引发各种疾病。

英国一项研究显示，90% 以上的成年人都不会有意识地调节呼吸。而据我国呼吸科专家统计，城市中一半以上人呼吸方式不正确，短浅的呼吸不仅让许多人大脑缺氧，容易疲惫，而且还容易诱发多种疾病！

圣·奥古斯丁曾说："人们不惜跋山涉水，想探知山有多高、浪有多大、河流有多长、海洋有多宽广，还想探知星辰如何运行于天际，可是，人们却往往错过了自己，对自己一点也不了解。"

这就像很多人错过了呼吸，对呼吸一点也不了解一样。

其实呼吸不仅跟身心健康关系密切，而且跟寿命也是息息相关，甚至是修行人见性悟道的不二法门。

一项长达 70 年的心脏疾病研究项目弗雷明汉研究发现：衡量寿命的一个最关键指标不是遗传、饮食和每天的锻炼量，而是肺容量，肺容量越大寿命越长。

而动物学家认为，龟蛇是最长寿的动物。它长寿的原因有两个：一是它们的遗传因素，二是呼吸缓慢，导引行气造成的。纵观动物寿命长短，与呼吸频率有密切关系。

狗：每分钟呼吸 50 次，可活 14 年。

人：每分钟呼吸 14 ～ 18 次，可活 100 年以上。

龟：每分钟呼吸 2～3 次。可活 500 年以上。

蛇：呼吸频率更低。

我们知道，山上居住的人，多长寿少病。因为高山空气中含氧量少，负离子多，呼吸频率比平原地带人低，这是长寿的原因。

其实古人最擅长跟自然万物学习，通过对龟蛇的观察，演变出了模仿龟呼吸的方法，并直接取了一个雷人的名字"龟息大法"。

古往今来，人们对呼吸的研究异常的丰富。儒家通过调息来静心以养"浩然正气"，道家通过呼吸导引行气来打通"大小周天"以"天人合一"，佛家通过观呼吸等来参禅悟道以"明心见性"。中医、武术、气功、瑜伽等，都对呼吸有一套完整的训练方法。

呼吸这么重要，90% 的成年人不懂得正确呼吸。那么，如何正确地呼吸？什么样的呼吸法最好呢？

个人的经验是，先有意识地自然呼吸，这听起来有点矛盾，有意识就不自然，自然就无意识吗？非也。

就是有意识的关注一下呼吸，觉知自己在呼吸就可以了，但不要刻意地去控制呼吸，一些人一提醒他自然呼吸，一关注自己的呼吸就紧张了。所以，放松身心是关键，这样呼吸也就自然了。当然能够经常静坐几分钟去放松身心，觉知呼吸，很快就会体验到身心的变化。

在《四十二章经》中，有一章将呼吸和生命放在一起的精彩对话，佛问沙门：人命在几间？对曰：数日间。佛言：子未知道！复问一沙门，人命在几间？对曰：饭食间。佛言：子未知道！复问一沙门，人命在几间？对曰：呼吸间。佛曰：善哉！子知道矣。生命的长短，生命的秘密都和呼吸息息相关，你觉得呢？

十二、疗愈真相：生命不死，奶头不止

　　过去总是想着如何疗愈别人，现在终于明白，需要疗愈的是自己。遇到很多人只相信用外在的力量来慰藉自己，但却不敢相信自己本自具足。就如同许多人依旧像婴儿时期那样，给个奶头就吮吸不止，生命不死，奶头不止。

　　有些人身体出现问题了，仅仅从一些外在的方法来处理，如各种疗法，吃各种药物，学习各种方法，这往往不够的。所以，身体的问题总是反反复复，不能根治。

　　他忘记了心才是真正的主人，不去关注心灵的话，不反思自己内心的问题，是很难改变的。身体有病，人们宁愿相信是肉体出了问题，多少人愿意去承认是自己心里有病呢？

　　如果用心去觉察，会发现凡事的发生必有其因果。心里想的和说出来的往往是两回事，这样变成了心口不一，时间久了身心也就失去平衡了。这时，口中虽然说不，但身体却很诚实。

　　疾病的成因，也许是来告诉你要重新认识自己了。有研究表明，80% 的病跟心理因素有关。佛说，一切唯心造。何止是疾病呢？你所处的时空，一切都是心的觉知。

　　如果你身体僵硬，那么反观自己的人生和内心，是否过于固执与冥顽不化呢？身体疼痛，内心是否有不愿意承担的抗拒呢？

　　身体的疾病背后隐藏什么样的程序呢？很早前看过一份资料，一个女孩因为穿短裙，在回家的路上被歹人跟随，父母知道后，不去安慰，反而责备她穿得太暴露，从此这女孩患上了阳光过敏症。

有的小孩想得到父母的关爱，通过让身体生病的方式来获得，因为小孩发现只有身体生病的时候，父母才会有更多的时间陪着他，也会好好和他说话，爱护他。

有人因为不愿意看到一些东西而近视，有人因为不愿意听到一些东西而耳鸣，当你不愿意但又不得不接受的时候，心中的抗拒就会在身体表现出来。

《向愈》作者在书中说，不断生病的原因其实很简单，就四个字：推卸责任！很多人生病时，都会尝试找寻原因，可是这些原因，往往都是向外去找寻，推给身外之物，觉得是环境不好，是细菌病毒让我生病；或者是食物不够营养，食物不够干净，食物的寒热不对；或者是父母遗传，从小体质不好，家庭环境不好；或说是工作压力太大，工作环境不理想，人事关系复杂……各种一大堆原因，总觉得是别人有问题、环境有问题，而不觉得是"我"的问题，忘记了"我"才是这些原因当中的主角。人之所以为人，是因为我有心灵，当病者有一天明白到，人身的各种疾病都跟心灵有关的时候，才是真正疗愈的开始。

逃避责任是对自己生命不负责的态度，但是身体很诚实，跑了和尚跑不了庙。疾病就是不断地帮助我们重新认识自己，人生出现的各种各样的问题，也是在帮助我们不断地完善自己。当我们从心开始，对自己的生命负责时，疗愈才真正开始。

当有一天知道了自己本自具足，就无所谓负责与疗愈了。

十三、迷信神异，崇拜大师的"孤勇者"

自从开始学习针灸和中医后，遇见个别的朋友，不去了解自己的身体，有的生病后，只能将身家性命拱手医院，或寻医访药无效时，就束手无策、六神无主。

最令人无奈的是，有的完全不相信生命的自愈力，有的虽然相信，但不去探索生命来认识自己，而是想依赖侍奉各种大师来治愈自己，更有甚者，舍弃医药，妄想通过神异来祛除疾病。

很多病不一定需要通过药物，中医有针灸、按跷、砭石、祝由、静坐、导引等疗法，全球范围也诞生了各种各样自然疗法。很多人依此来获得身心的健康，生命的自愈力浅显易见。

只是有的人容易因为一知半解而偏执迷信，任何的排斥与执着，都会限制你的认知的边界。不明理的相信只能是迷信妄行，真正明理的相信才是智信践行。

在《法句譬喻经》中，讲到了一个迷信神异的长者：

有一位长者叫好施，不相信佛道和医术，得了重病躺在床上，亲戚朋友都劝他去治病。他说："我一生供奉日月君父，就算死我也不会去看病的。"

他的好朋友须达是佛陀的弟子，就过来劝他说："我侍奉佛陀为师，佛的智慧和福德圆满广大，见者得福。我看你的病情一直没有好转，可以请佛来讲经说法，蒙受福泽，这样或许对病情会有帮助。至于你要不要追随佛陀，那是你自己的选择，你看怎么样？"

须达好不容易说动了朋友，就去请佛陀过来。佛陀一进门，好施就被佛陀的庄严所慑服，心生欢喜地坐到佛的跟前。

佛陀慰问长者的病情怎么样了，过去信奉什么神灵，做过什么样的治疗。

长者说："我侍奉日月君父，每日恭敬斋戒祈请，但得病这么久了，也没有得到恩佑，病情也不见好转。而我又忌讳针灸医药，从来也不知道诵经持戒修福，先人至死都是信奉这样的方法。"

佛告长者：人生在世，有三种横死，第一是有病不去治疗，第二是治疗时发生意外，第三是刚愎自用，不听劝告，违反因果。像你的病不是日月天地先人君父所能够治愈的。

你应当通过明白道理，来随时调整自己。第一要知道身体四大不调，就需要就医服药；第二要诵经持戒修福来远离邪魔外道，让自己的身心清净；第三要信奉圣贤真理，救济穷厄，广积福德。

这样智慧圆满就能够消去愚痴无明，行善积德自然福佑群生，如此奉行无不吉祥安康。

长者听完，心中豁然开朗，疑惑顿消。于是恭请良医治疗，四大调和，症状消除，身安心定，奉行佛法，最后证得须陀洹果。

现实中，也有很多像长者这样的人，不信医药而迷信神异，不信真理而崇拜大师，不开启自性的光明而妄想解脱。

终究能拯救自己的，永远是你自性的光明，其他仅仅是助缘罢了。

所以，反观自心，莫向外求。当你还有所依靠时，必还有所求，有求皆苦，不敢于放下心中所有的依赖，要等到什么时候才能够真正的自己呢？

十四、断食与禅修

苦行非道，释迦牟尼反对断食吗？

释迦牟尼曾在尼连河边苦行六年，后发现"苦行非道"而放弃断食，但并不反对断食治病。《根本说一切有部毗奈耶》卷三十八曰："若为病缘，医遣绝食不与，无犯。"《萨婆多毗尼毗婆沙》卷一载："目连问耆婆曰弟子有病，当云何治？"耆婆答曰："唯以断食为本。"

在古代医疗不便，一些偏僻的村庄有人生病了要到很远的地方就医，所以大凡老百姓多少懂点医疗卫生的知识，有些虽然迷信荒诞，却能传承久远，是人的愚昧不变，还是智慧不足呢？

唐代义净大师是继玄奘之后西天竺取经的高僧，他在《海内寄归内法传》第二十八卷进药方法中记载了很多关于断食的方法和见解。

"其西天罗荼国，凡有病者绝食，或经半月，或经一月，要待病可然后方食。中天极多七日。南海二三日矣，斯由风土差互四大不同，致令多少，不为一概。"

罗荼国即今印度孟买辖区古加拉特地方，中天指中天竺，包含现今拉贾斯坦邦的东半、中央诸省、中央印度省、联合省及西孟加拉国省等地，南海即今印度尼西亚苏门答腊。

这些地方流行用绝食来治疗病痛，因为气候风俗的差异，绝食的天数也不一定，但要等到病好得差不多了才能进食。

为什么一整个地区多流行绝食祛病呢？因为这种方法很有效果，一旦掌握了就免去四处求医之苦，耗费财富不说，还担心病发后葬身路上。

义净大师如是记载："既不劳其诊脉，讵假问乎阴阳，各各自是医王，人人悉成只域。至如鸢法师调气蠲（juān）疾，隐默者乃行；思禅师坐内抽邪，非流俗所识。访名医于东洛则贫匮绝其津，求上药于西郊，则茕（qióng）独亡其路。所论绝食省而且妙，备通穷富岂非要乎。"

绝食即简单还效果显著，人人可学，至于调气治病，参禅静心的方法，不是普通人可以接受的。

如此看来，那个时候绝食是比较普遍的现象了，而且地位还蛮重要的。

"此等医明传乎帝释，五明一数五天共遵，其中要者绝食为最。"旧人传云：

"若其七日断食不差，后乃方可求观世音。"

因为其重要性和简单易行，治病效果显著，义净大师也把这些方法收录在册。

大凡一种文化能够普及推广，必须高度的提炼，让其变得简单易从有效果，这样才能长久壮大。

学习《黄帝内针》时，老师说针法至简至深、易学难忘，效如桴鼓。仅几天的时间，即使没有任何基础的人都能学会，这也体现了传统中医疗法简、便、验、效的特点。

大道至简，为什么许多民间疗法依旧兴盛不衰，难道就是一句"愚昧无知"吗？时间会证明一切。

可惜的是断食这样的简单而有效的方法，居然不为很多现代人所认识和接受，就像针灸这样简单便捷的方法，也很多人不相信。

人心总喜欢追求复杂而烦琐的事物，物质社会的发展带来感观的满足和欲望的慰藉，让许多人失去独立的思考，陷入游戏的轮回。

像这样简单而有效，又不能刺激消费，圈养收割的方法，当然要除之而后快。"韭菜们"拖着疲惫的身躯，精神抖擞地加入谴责的队伍，科学、科学，他们大声怒吼着。

唉！聊断食聊到思想上来了，不思善，不思恶，哪个是上座本来面目？

十五、观念之毒：九年不吃东西，你信吗

今天读到和辟谷有关的资料，《服气精义论》其中有一段详细记载了辟谷时

间长短所显示出来的功效，于是结合自己辟谷的经验简单地叙述一番，作为心得分享吧！

接下来从第一句开始：

凡服气断谷一旬（十日）之时，精气微弱，颜色萎黄。

但凡服气辟谷 10 天的时候，这个过程基本上是精气微弱，脸色发黄。因为不吃东西，没有水谷的滋养，就没有足够的能量供给身体。目前很多刚开始体验 3 天的辟谷，时间长一点的 7 天、9 天，即便是这样，很多体验过辟谷的朋友都有收获，但这个过程身体的反应各不相同。

想减肥的朋友，7 天能达到一个意外的收获。只是辟谷的目的不在于此，如果当成减肥，就有点空入宝山了。不过，能达到自己想要的目的就好。

身体素质好的人，或者平时经常练功者，7 天的时间相对比较轻松。其实过了 7 天，身体就比较适应，身体就要开始启动另外一套系统了。

二旬之时，动作瞑眩，肢节怅恨，大便苦难，小便赤黄，或时下痢，前刚后溏。

20 天的时候，开始有些眩晕了，肌肉酸痛，排便困难，小便赤黄，有时又拉肚子，大便前面硬、后面稀。根据个人的经验，这些过程往往发生在前面 10 天，但也不排除每个人时间上有所不同。

特别是头晕，大便想拉又拉不出，或者拉肚子。有人或许会觉得，没有吃东西，怎么还会有那么多的便便呢？因为肠子里面残留着许多没有及时拍出来的宿便。

关于宿便有种耸人听闻的说法，正常人含有 3 公斤～6 公斤宿便，肥胖便秘者体内有 7 公斤～11 公斤宿便，但这个说法并没有什么科学依据。不过，停留在肠道里的宿便对健康会带来很大的影响。

　　有人认为：宿便是人体肠道内一切毒素的根源。"一日不排便，胜抽三包烟。"肠道内宿便就像腐肉，又臭又脏，宿便所产生的大量毒素被人体吸收后，将降低人体免疫力，诱导各种疾病滋生，严重危害人体健康！

　　宿便可产生毒素，宿便中的毒素被肠道反复吸收，通过血液循环到达人体的各个部位，导致女性面色晦暗无光、皮肤粗糙、毛孔扩张、痤疮、腹胀腹痛、口臭、痛经、月经不调、肥胖、心情烦躁等症状。

　　关于宿便对人体的危害还非常多，这里不做深入的讨论。

　　听起来怪可怕的，那么多便便在体内，还很难排出，想彻底的排出没有那么简单。也许辟谷是最好的方法之一。古人对此了解得特别透彻，道家云：想要长生，腹中常空；想要不死，肠中无屎。少食，空腹其实是一种生命智慧。就连动物生病了，也懂得断食几天来调理身体。

　　其实这些身体的反应，在辟谷中称为排病反应，也是身体在排毒，这个过程包括皮肤、口腔、体味等，身体会自动向外排出毒素，在辟谷期间，这些反应属于正常的反应。但很多没有经验的朋友，没办法分辨，往往会在这个时候选择放弃。

　　人体哪来那么多的毒素呢？是不是有点危言耸听啊，我们来看看《毒垢与疾病》的资料。

　　人们往往只关注人是死于癌症、心脏病、糖尿病还是脑中风，却忽视了藏在背后的隐秘杀手，这些由于生活形态和饮食习惯改变之后所造成的生活隐患，它们如影随形，无时无刻不在侵袭着你的健康。

　　日常生活中，我们从大米里发现机油、石蜡，从鸡蛋里发现苏丹红，从牛奶里发现三聚氰胺，从豆腐和腐竹里发现吊白块，从火腿里发现敌敌畏。来自水中的海鲜用福尔马林保鲜，用避孕药增肥，在地里长的瓜果蔬菜用催熟剂催熟，养殖场的家禽用激素助长……食品污染、空气污染、水污染、在这个毒素横行的时代没有人能逃脱。油脂超标、重金属超标、酸性物质超标、我们人类正快速成为"时代产物"的垃圾桶，现代人体内的毒素已多得使蛔虫都无法生存。

看到这些，我终于明白了最宜居的地方还是在乡村，为什么一些人愿意到山里过起隐士的生活了。除了精神，还有物质，因为没有特供，所以选择原始吧，哈哈。

只是，那大环境如空气、深林、泉水、野生有机食物等，只有安于平凡、耐得住寂寞的人才有资格享受的。

回归正题，继续说排毒吧。

"乌克兰人体清理专家从不同人体内清理出高达3公斤～25公斤毒垢垃圾，肝脏、胆囊胆管里能清除0.5公斤～5公斤毒垢，氯、铅、汞、等重金属，硝酸盐药毒垢等。可清理出0.5公斤～2公斤，各关节部位清除的无机盐类毒垢最多达到3公斤，肠道毒垢1公斤～15公斤，其实我们每个人都是毒垢的携带者，日积月累，年龄越大毒垢越多，毒垢侵蚀了脏腑，破坏了细胞，阻碍了细胞吸收营养和代谢废物的通道，导致头晕、头痛、神疲乏力、失眠多梦、食欲不振、抵抗力下降等各种亚健康的症状，当今社会亚健康的人群越来越多，已经成为普遍现象，每个人身上的毒垢就像定时炸弹一样，积累到一定程度就会爆炸。"

想继续了解的朋友，推荐看下《毒垢与疾病》的视频吧。

排毒真的没那么简单，真正的辟谷不只排身体的毒，还要排观念的毒，更需要排心灵的毒。

除了专业修行户，很少有人可以用20天来辟谷了。但这些往往会在前10天发生，然后身体就有种脱胎换骨的感觉。

我辟谷最长时间也就30天，想吃东西就复谷了。每次辟谷的体验都不一样，文章上说的基本上是普遍的共性，可以参考，不要当真。

30 天之后的事情，只能看过来人的资料了。

三旬之时，身体消瘦，身重已行。（已前羸弱之候，是专气初胀所致，若以诸药，则不至于此也。）

到了 30 天的时候，体重减了下来，人变得消瘦，因为力气不足，身体行动感觉很沉重缓慢。

第一次辟谷 21 天，当时就有这种感觉，瘦到什么程度呢？皮包骨，身上的肌肉用手一摸，就能摸到骨头那种，整个人看起来都脱相了，现在看那时的照片，自己都觉得惊讶。我爬香山的时候，也是非常缓慢，有气无力的感觉，同时那气还不足，走上小段路要停下来调整下气息，奇怪的是人并不累。

这里说身体羸弱消瘦，是因为辟谷的过程中，身体的毒素很多，难以排出，种种反应是正气和邪气相争所导致的。如果通过各种药物来给身体的正气提供点帮助，就会比较轻松了。

看来刚才一直讲的是食气辟谷，能饮水但不吃任何东西的辟谷，或者是全辟谷，不吃不喝。我第一次全辟谷 7 天，不吃不喝的反应比这严重多了。

这段辟谷的论述是唐代高道司马承祯所著《服气精义论》服气论第二中的一小段，说的是辟谷的反应和功效。

此论中还提到："凡辟谷服气，宜先治疗原有病症，使脏腑宣通，肢体安和，即使无病，也要服泻药，会庚饮，通肠胃，导积滞。然后，渐去酸咸，渐去细腻，勿食硬物、冷滑之物，可服获荃、胡麻预为断谷。这些观点值得重视，不可疏忽。"

在之前分享的辟谷文章中，我第一次辟谷时是先练了一年的太极拳才开始辟谷的，过程也是先清淡饮食然后在慢慢过渡到辟谷。

也有人辟谷前先清肠，比如瑜伽的断食法。

在辟谷的过程中用一些药物、营养液等作为过渡的也很多，比如食用辟谷丹、蜂蜜水等来补气，这样就会轻松一些。

有人认为借用药物不是真正的辟谷，不够也没有关系，主要根据自己的身体情况来定，不必勉强追求所谓的高级辟谷，任何高级都建立在基础之上，任何的信息多当作参考，只有自己去实践才能得到自己想要的东西，前提是不要过于执着。

四旬之时，颜色渐悦，心独安康。

40天的时候，气色开始好起来了，心也不在波动，身心都很舒服。我师父有一次辟谷49天，这阶段大体如此，师父身材高大，但在这时整个人轻瘦了许多，人也显得很精神。

之前有一位老大哥辟谷也快到49天，整个人越来越精神，看来到这个阶段已经开始进入状态了。

五旬之时，五脏调和，精气内养。

50天的时候，五脏六腑就很健康了，精气开始滋养全身。

六旬之时，体复如故，机关调畅。

60天的时候，身体机能恢复到之前健康的状态，周身关节灵活，气血通畅。一般辟谷到第七天，就能发现身体变得柔软，以前不能双盘的能多练练盘腿，很轻松就能双盘了。如果是60天，身体的柔软程度可想而知。

七旬之时，心恶喧烦，志愿高翔。

到了70天的时候，心中不再喧嚣烦恼，心志自由舒缓。后面大家看原文，就不一一展开解释了，因为我也没有这么长时间的体验。

八旬之时，恬淡寂寞，信明术方。

九旬之时，荣华润泽，声音洪彰。

十旬之时，正气皆至，其效极昌。

三年之后，瘢痕灭除，颜色有光。

六年髓填，肠化为筋，预知存亡经历。

九年役使鬼神，神明侍傍，脑实脏，

不可复伤，号曰真人。

最后食气辟谷九年，就修炼成真人了。在北京的时候，遇见一位针灸老师，据说曾经辟谷过十二年，这是我亲身遇到辟谷时间最长的人了。我向老师请教的时候，他说要相信自己，自己去实践体会。至于老师有没有修炼成真人呢？没法判断。其实这已经不重要了，重要的是自己去实践，入道的方法千千万，辟谷只是其中之一。

现在很多人通过各种方法去排毒，其实更重要的是先排排观念里的毒、思维里的毒、还有心灵里的毒吧。这样身毒与心毒同排，身心才能健康无碍。

十六、你真的会运动吗

《吕氏春秋·尽数》："流水不腐，户枢不蠹，动也。"

经常流动的水，不会发臭；经常转动的门轴，不会遭到蛀虫的侵蚀。生命在于运动，不是仅仅指简单的运动，动是能量的波动，即使肢体不动，思想、细胞、身心依然是在波动的。

动和静是相对的，就像阴阳一样，本为一体，互为其根，平衡和谐才是最佳的状态。

神医华佗曾说:"人体欲得劳动,但不当使极耳。动摇则谷气得消,血脉流通,病不得生,譬如户枢,终不朽也。是以古之仙者为导引之事,熊经鸱顾,引挽腰体,动诸关节,以求不老。"

人体劳动,要适当,不要让自己过于劳累;特别是剧烈的运动,会增加机体氧化,导致过早衰老、心脏损伤和老年痴呆。

网络上有关于运动员平均寿命较短的说法,具体情况如何,我们看下这则资料:

"澳大利亚金·霍恩癌症治疗中心的理查德·埃普斯坦(Richard Epstein)教授和卡瑟琳·埃普斯坦(Catherine Epstein)教授研究了寿命和成功之间的关系。他们分析了2009—2011年登载在《纽约时报》杂志中关于死亡的1000份报道资料,然后发现,军人的平均寿命为84.7岁,实业家的平均寿命为83.3岁,政治家的平均寿命为82.1岁,运动员的平均寿命为77.4岁,在这几类人群中运动员的寿命最短。"

到底和运动过度有没有关系,自行分辨。但我对生命在于运动的理解,不只停留在单纯的体育运动上,而是一种立体的、全息的、和谐的运动。这种动,是宇宙的原动力,也是一种变化。

老子说:"返也者,道之动也。"符合道的运动,是返璞归真,回归到宇宙的本源,这样的动才是真动。

大凡世间的运动,是背道而驰,但本身也是在道的规律中,即顺道者生,逆道者死。动是变化,是不执着,让一切自然的流动起来,才会有生命力。

分享一段采气的故事。和源创书院蒲老师去游学时,到一个气场好的地方,我们就在那打个盹,睡上一觉,很轻松,自然而然。这是一种能量的交流互动,所以采气时，过于刻意、强调意念，反而会紧张、执着，有些人练出问题，气堵在身体的某些部位，就不奇怪了。

自己身体能量流动起来，不是去消耗它，而是清静无为地流入自性的能量之海。

那么情绪呢？情绪本身也是一种能量，让它流动起来，不要聚集不放。让财富流动起来，才能拥有财富，拥有财富才能让财富持续地流动起来。

《拳诀》云："大动不如小动，小动不如不动。"如如不动，是为真动。

十七、秋季辟谷养生的奥秘

选择在什么时间辟谷最好呢？师父说，一般选择在冬至、夏至、春分、秋分这四个节气，特别是冬至、夏至时，时空对人体影响很大，在这些节气练功，功夫进展快。

如何顺应四时、利用季节之气养生和修炼是非常重要的。比如一天中，道家讲究在阴阳生化之时：子时、午时、卯时、酉时等时辰练功。一个月中，月圆时是最佳的练功时间。

夏天练功时，师父说观察山上的鸟儿进食和作息时间就知道了，要向大自然学习。所以，夏天早上我们8点前一般就结束练功了，因为要避开太阳。

春生、夏长、秋收、冬藏。到了秋天是万物成熟收获的季节，阳气开始收敛，所以不管是运动练功和生活工作，都要懂得藏精聚神，把心收一收，跟随自然的规律，不要去随便去消耗自己。如果违背了这一自然法则，就容易伤到肺气。

《黄帝内经·四气调神大论》说："秋三月，此谓容平，天气以急，地气以明；早卧早起，与鸡俱兴，使志安宁，以缓秋刑，收敛神气，使秋气平，无外其志，使肺气清，此秋气之应养收之道也；逆之则伤肺，冬为飧泄，奉藏者少。"

肺属金，主秋金之气。秋天，肺和大肠之气最旺，肺有病，在秋季容易治疗，但如果季节反常，气候干燥，则是肺病发生的季节。

邱处机《摄生消息论》说："秋三月、主肃杀，肺气旺，味属辛，金能克木，木属肝，肝主酸。当秋之时，饮食之味，宜减辛增酸以养肝气。肺盛则用咽以泄之。立秋以后，稍宜和平将摄、但春秋之际故疾发动之时，切须安养，量其自性将养。"

因金克木，肝胆属木，所以秋季木气较弱，可以练六字诀的"嘘"字功，以培养肝胆之木气。孙真人《四季养生歌》说："春嘘明目木扶肝，夏至呵心火自闲。秋呬收致金肺润，肾吹为要坎中安。三焦嘻却除烦热，四季长呼脾化飧。切忌出声闻口耳，其功尤胜保神丹。"如肺有疾，可以练"呬"字诀。

关于季节时空对人体的影响还是非常重要的，善于观察自然来觉悟自己，是件好玩而有趣的事情。而通过辟谷最容易体验到人和天地自然的联系，是认识自己最好的方法之一。

其实就季节来说，南北差异很大，北方冰天雪地时，炎热的南方已经春暖花开，所以在季节上不能绝对的去固定某个标准的时间，而要学会去观察所处的自然环境而论。

秋季天高气爽，人的精神饱满，通常我们会选择在季节交替明显的节气——秋分，进行辟谷。秋分时白昼相等，阳气开始向大地潜藏，在这时间段练功收获满满。

十八、仪式感满满的养生法：叩头

常听说，生活需要仪式感，下面介绍一种既可以健身美容，又有仪式感的方法。

近日阅读《华夏神功：海灯法师高徒严新论气功》一书，严新老师说最早叩头是一种练功的方法，后来人们不理解把它当成了迷信。即使的现在，很多人到庙里拜拜，也不是很理解这叩头内在的含义。

原文摘录如下：

"练功练骨头练什么地方呢？练牙齿，要叩齿，自动叩齿'咯咯'，标注着骨头受到训练。当然每个人每天吃饭，实际每天在训练叩齿。最早的练功练骨头的方法是什么呢？叩头。现在人们把这个当迷信……

人们发现，人出生时没有长的骨头只有四处：牙齿、脑袋的杏门骨、另外就是两个膝盖的髌骨，其他都是出生时就有的，慢慢长大的。所以练气功着重练这几个地方。牙齿叩齿，吃饭可以训练。膝盖和脑袋怎么办呢？有些师傅总结了要叩头，双膝跪下，脑袋叩地。有宗教以后演变了，演变成对师傅的尊敬等。知道师傅去世以后为了尊敬还在那里叩头，变成一种迷信色彩的东西。事实上有人到庙里叩头，最早不是信神，是一个练功的动作。

我记得小时候海灯法师教我们武术的时候，他老是惩罚人。怎么惩罚？并不是惩罚你，而是用这个方法来训练你。一个动作搞错了，罚你叩头，一百个，二百个、一千个，在那里叩，叩时间一长发现，叩头才奥妙哩。这么叩一下，人腿可舒服了，脑袋可舒服了，他要让你叩得脑袋在地上作响，行标准的叩头。后来我才琢磨到，师傅惩罚叫你叩头，好像是在让你练功。

我记得他惩罚一个徒弟叩头，叩好多好多。范应莲之所以现在功法这么好，（反正这是他亲口给我说的）他叩头就叩了好几万个了。"

民间有谚语，"每日常叩首，活到九十九"。现在除了一些信仰者有磕头拜拜，如叩拜先祖、佛道的磕头，还有藏地的大礼拜等，一般人平时不会去磕头的。

为什么会产生这样的现象？古时候的圣人通常会把一些养生之道融入老百姓的生活和习俗当中，所谓"百姓日用而不知"。这一点非常的高明，把文化和信仰、风俗、生活等完美结合。

但随着社会结构改变，现代人的生活中已经很少有叩首的机会了，除了信仰者、武术的铁头功外，所以叩首这样简单易行的养生方法已经变成一种信仰的专利了。

叩首简单的总结起来就身、心两字。心诚抱一，无思无虑，放下无我；身体俯仰之间，锻炼筋骨，自然气血通畅，祛病延年。

经常磕头还能美容养颜，因为经常按摩额头，能让天庭饱满、印堂发亮，除了美容，还能带来好运。

来看看金庸先生的《天龙八部》，多情的段誉掉进山洞里，看到神仙姐姐绝美的塑像，就为之神魂颠倒。当看到"叩首千遍，供我驱策"碑文，毫不犹豫地在垫子上磕了一千个头，然后获得了神仙姐姐留下的"武功秘籍"。

如此看来，段誉是很开心地在磕头，心中只要欢喜和爱，没有其他的目的，这样才能完成一千个磕头，收获秘籍完全是意外。

所以磕头不要有目的，对信仰不要有条件，像段誉那样傻傻地磕头就好，当然你也会得到秘籍，那就是认识自己，身心健康！

宋代的大诗人陆游在笔记中有记载："张廷老名琪，唐安江原人，年七十余，步趋拜起健甚，自言夙兴必拜起数十。老人气血多滞，振则肢体屈伸，气血流畅，可终身无手足之疾。"

张廷老的养生之道就是每天早起磕几十个头，就能手足无疾，身体健康。

现在常说，生活要有仪式感，建议在家点上一盏灯，磕上几十个头，是不是也仪式感满满的，又经济，还能养生美颜。

网络上有篇《磕头养生法》说，为什么磕头可以养生呢？这是因为它能打通我们头部和腿上的经络，同时符合颈椎的正常生理弯曲要求，因此可以锻炼椎骨、畅通气血，将气血瞬间引入头面，开窍醒脑。对于那些有颈椎病、腰椎病、脑供血不足的人，特别有效。

最后附上道家《玄门习礼拜仪》："夫习礼拜即如运动，能舒展人身三百六十度骨节，使全身血脉流通。行礼之始，必先双足平立，使气血调和，神思可定，撮心归一。继而双拳合抱，即'两仪定位'之时，口吸一气后，乃拱手起揖，务使揖不过眉，随即将气吐出，然后收拳回抱，即'太极还原'之际，无呼无吸，于刹那间可觉真息无息，真息绵绵也。双拳回抱后，再吸一口气，随俯身下跪，务以'躬如满月'，使压迫肺部，尽量呼出俗气，至'五体投地'后，便须收贴两跻（足后跟），使水火既济，呼吸调和矣。起身之时，须待气足后兴，更须徐徐起尾，使坎水还原，离火复位，于是徐徐吐纳。工夫虽少，能每日三次，晨午晚行之，自觉精神加倍，血气畅通。"

十九、你是在养生，还是在养死

上联：爱妻爱子爱家庭，不爱健康等于零。下联：有钱有权有成功，没有健康一场空。横批：健康无价！

　　有钱有健康，你的钱叫资产，有钱没健康，你的钱就可能叫遗产！这个故事告诉我们，养生要趁早！

——网络摘语

　　中医名家郝万山在一次演讲中，谈到他一个学生肿瘤晚期躺在医院的时候想见老师一面，郝万山到了医院，学生说："老师，我是我们班第一个从医院辞职以后到美国留学的，我又是第一个回到中国创业的，我是第一个身家过亿的，我万万没想到我又是第一个要上天堂的……老师你一直教我们怎么看病，可是我死了才知道，万事皆空，雄心壮志都是泡影，爹娘妻儿完全抛去，只恨当时没有养生，我希望老师告诉大家怎么养生，怎么才能不生病。"

　　健康是生命的基础保障，也是人类不断探索的话题。如何养生，怎么才能不生病，是每个人不得不面对的问题。特别是突如其来的疫情，让更多的人认识到健康的重要性，因为没有特效药，最好的方法是增强自己的免疫力。

　　关于养生和健康，古人在《黄帝内经》中早已给出了独到的见解："正气内存，邪不可干。恬惔虚无，真气从之，精神内守，病安从来！"

　　现在很多人明白养生的重要，却把精力过多放在身体的层面，各种养生的产品、保健品更是花样百出。试想吃味补药，服几颗维生素，冲一杯什么粉，或者再加上些"黑科技"的健康产品，各种千奇百怪的理疗就能让你百毒不侵、身心安康吗？

　　有时候太商业了，初心为了人们的健康，最后却变成了唯利是图。不是这些方法没有效果，而是现在的人们已经习惯把一切变成了买卖，连自己的身体也懒得了解，认为直接交给专业人士负责就好了。

很多东西都可以买卖，唯独健康不是你能买的。网上有句话说，今天不养生，明天找医生。真正的养生是从认识自己的身心开始的，懂得如何养心、养气、养身，才能做到"恬惔虚无，真气从之，精神内守，病安从来"。

看《黄帝内经》开篇"上古天真论"中，黄帝老人家问天师："余闻上古之人，春秋皆度百岁，而动作不衰；今时之人，年半百而动作皆衰者，时世异耶？将人失之耶？"

岐伯对曰："上古之人，其知道者，法于阴阳，和于术数，食饮有节，起居有常，不妄作劳，故能形与神俱，而尽终其天年，度百岁乃去。今时之人不然也，以酒为浆，以妄为常，醉以入房，以欲竭其精，以耗散其真，不知持满，不时御神，务快其心，逆于生乐，起居无节，故半百而衰也。"

看到这段对话是不是很惊讶，从黄帝时期开始，不知道的人就已经很多了，而且和当代社会人们的表现非常的一致。现在很多人不敬畏自然的规律，把酒当成好喝的汤水来喝，把放纵自己的欲望当成生活的状态，酒醉后还妄行房事，这样没有节制地恣意放纵，无休止地追逐欲望，不懂得养精调神，只知道放纵的快感，违背了自然生命的大道，作息饮食混乱颠倒，没有规律，导致精气枯竭，真元耗尽，所以人很快就病老了。

古人这段对话非常形象地描述了现代人的情况，那么如何避免呢？八个字：恬淡虚无，真气从之。要怎么做到呢？

内经如是说："是以志闲而少欲，心安而不惧，形劳而不倦，气从以顺，各从其欲，皆得所愿。故美其食，任其服，乐其俗，高下不相慕，其民故曰朴。是以嗜欲不能劳其目，淫邪不能惑其心，愚智贤不肖不惧于物，故合于道。所以能年皆度百岁而动作不衰者，以其德全不危也。"

也就说，上古之人的遵循自然的规律，行为上合于大道，所以能够道德完善、健康长寿。

一个人现在的生命状态，是过去所有行为的总和，所以健康不能单方面的去依靠外物，而是要从整体入手，包括生活的方方面面。

把自己生命的健康托手医药是非常线性的思维，特别是依靠吃某一种药物的。几乎人人知道"是药三分毒"，任何药物都有一定的毒副作用。所以有句话说：药补不如食补，食补不如神补。就连古时候的明医扁鹊也说："君子有病，其先食以疗之，食疗不愈，然后用药！"西方医学之父波克拉底说："让食物成为你的药物，让药物成为你的食品！"

上古天真论并没有叫人吃什么东西，做什么运动，只是告诉人们遵守自然规律合于大道，我想这是最好的神补了。

医药对人健康的疗效作用十分有限，世界卫生组织指出，影响人的健康和寿命的因素中，15%取决于遗传因素，17%取决于环境（其中10%为社会环境，7%为自然环境），8%取决于医疗条件，60%取决于自己的生活方式和行为。

健康除了自然因素，最重要的取决于你的生活方式，过度依赖医药，就失去了自主健康的主动权。

对于医疗的效果，美国医生特鲁多说过一句名言：有时能治愈，常常在帮助，总是去安慰。

德国一项研究表明，人体自身有能力治愈60%～70%的不适和疾病。遗憾的是很多人一生依赖滥用药物，而削弱了自愈的本能。

最好不要让自己变成药罐子、保健品罐子，各种罐子……万一没病吃出病来，揪心。

西方医学之父希波拉底曾说：病人最好的医生是自己。

《内经》说："圣人不治已病，治未病；不治已乱，治未乱，此之谓也。夫病已成而后药之，乱已成而后治之，譬犹渴而穿井，斗而铸锥，不亦晚乎？"

　　不要等到生病了才悔恨当时没养生，养生最好的方式不是吃什么，而是认识自己的身心，真正的认识自己之后就可以恬惔虚无，真气从之，动作不衰，德全不危，度百岁乃去……

二十、获得健康和快乐的 8 种生活方式

　　《不吃的人们》一书介绍了"六年来没喝一滴水的律师秋山佳胤""十八年来每天只喝一杯蔬菜汁的针灸师森美智代""主动挑战不吃生活人体实验的思想家山田鹰夫"，他们通过不食生活改变了命运，同时现身说法，打破了"不吃会死"的常识，彻底颠覆了人类的饮食和健康的观念。

　　这是三位日本作者一起写的书，分享各自不同的不食经历，体验到了不食后，烦恼越来越少，精神越来越好，心灵越来越平静喜悦……

　　书中提到了 8 种生活方式，可以让你轻松地实践以普拉纳（炁、光、能量）为生的生活，当然如果你不想进入不食的状态，那么遵循这 8 种生活方式，也能让你轻松获得健康和快乐。

　　（1）冥想。

　　（2）祈祷。

　　（3）掌控心智（不受情绪支配，以自己为主体表达情感）。

　　（4）轻食（减少饮食分量与质量）。

　　（5）运动【适度运动可以调高普拉纳（炁）的摄取率，帮助维持肌力】。

　　（6）服务（服务会让您置身于爱心与慈悲的频率中）。

（7）在自然中生活（亲近大自然）。

（8）聆听神圣的音乐、祈祷歌曲。

如果能将这些内容，自然地融入生活中，就能帮助我们进入普拉的生活，同时轻松获得健康和快乐。

不食和断食是两种不同的概念，可以说更接近中国道家的服气辟谷，三位作者中，有两位都受到了中国中医和气功的影响，并有着很深刻的体验。

最近看了不少日本作者写的关于断食的书籍，而且他们都对断食研究得很深入，从书籍的内容来看，更加生活化，更容易被大众接受。

虽然中国的辟谷有着几千年的历史，但相信的人还是少数，能去实践的人就更少了，因为辟谷需要的是用生命去体验，用身体去经历，而不是停留在思想当中。常识，有时候是最顽固的思想，因为你相信了那是牢不可破的"真理"，于是关闭上所有的可能。

有时候，真相比你想的要简单得多，放下思考，去行动吧！

二十一、进入深层意识世界的 5 个秘诀

在《不吃的人们》一书中，主动挑战不吃生活人体实验的思想家山田鹰夫先生说：宇宙意识为了让人类更进化，带领人类进入不食的世界。

据说现在这个时代是躯壳的时期，未来会进入深层意识，那时人类将不会有消化器官，因为不需要，所以退化了。

山田鹰夫经过多年不食的实践经验，提出了人人都可以进入不食的深层意识世界的 5 个秘诀：

（一）聆听身体的声音

人固有的思维非常的强大，特别和饮食有关的概念，认为"不吃东西就会饿死"。因为有了这样的概念，所以没吃东西时，内心就会感到恐惧，甚至因为恐惧而饿死。

那么，第一步就先要修改潜意识里负面的消息，相信"不食是可行的""人不吃也能活着"。这很像程序的安装，就如一些特定的咒语一样。

当然，要改变观念很难，特别是这样颠覆性的观念，简直毁人三观。所以，你一定不要用大脑逻辑去理解，只需要用身体来体验。如光凭意志去逼迫自己不吃东西，结果一定会失败。

虽然有的人可能通过逻辑判断，会做出"不食是可行的"结论，但潜意识里却否定不食的存在，那么身体是绝对不会接受的。

想要超越自己，达到不食的境界，就必须将潜意识的负面信息，修改成肯定的结果。大脑已经习惯了分析、判断，很难接收违反常识的讯息。尽量不用大脑，只要专注于身体意识，跟着身体意识走就好。

记住，不要和过去的负面讯息对抗，只要激发潜在的能力，就能完成不可能的事。最重要的是亲身去体验"人体习惯不进食的状态"，就能修改掉潜意识里负面的信念。

总之，放下大脑的思考，"跟着身体意识走，遵循本能活动，就是不食的秘诀"。

（二）体验不进食的愉悦感

"聆听身体的声音，能让你尽快体验到不进食的愉悦感"，让人觉得"空腹很愉快"的感觉。

很多人都会因为工作，或者做自己喜欢做的事情，进入"废寝忘食"的状态，间接地体验"空腹的愉悦感"。

我们可以通过刻意不吃一餐，来体验观察身体的反应。当饥饿的时候，不要用大脑来判断，只需要观察体验空腹的感觉，不要下定义和贴上饥饿的标签。有的人空腹后会开始焦虑，接下来大脑中开始出现想吃的东西。这时，继续感受空腹的感觉，找出隐藏在空腹背后的真相，这时，你会发现空腹感变小，甚至消失了。

如果继续空腹下去，有的人就开始乏力、甚至感到身体虚脱，意识不清。这是一个很关键的点，如果你继续观察感受身体的反应，可以尝试着运动身体，让身体动起来。很多人适量运动后，身体不适感就消失了，这种体验会彻底改变你过去对空腹的刻板印象。

这一步很关键，坚持都做几次，让自己慢慢地习惯空腹感。要改变一个习惯，养成一个新的习惯，这过程虽然会有痛苦，但结果是快乐的。当体验的次数越多，那么就越能深刻地感受到空腹的愉悦感。

"体内清空的空腹感给人无法言喻的舒畅体验，有些人甚至会产生幸福和自由的感觉。"

（三）以少食而非不食为目标

这是最需要细心感受的部分，让自己逐渐过渡到"一日一餐"，并养成习惯。当你不断地体验空腹感的愉悦时，就会想进一步体验。

这个过程要顺其自然，不要着急进入不食的境界，这样做只会减少乐趣，甚至会以失败为收场。所以，给自己足够的时间，在不知不觉中进入不食的境界。

这个时候，潜意识中仍然存在"不吃东西会饿死"的观念，记住，不要去对抗潜意识，就能往前跨一大步。

（四）花十年长期实践

从开始实践的第一天起，到"一日一餐"，再到"不食"，整个过程的时间大约十年。我们可以用一些方法，很快地过渡到不食的状态，为什么要花十年的时间呢？

因为用十年的时间来养成习惯，才能避免和潜意识对抗。当然，有些人用的时间也许更短，重要的是在这个过程中，要从容不迫，轻松愉悦地进行。

（五）将一切交给伟大的力量

"经过前面4个步骤的体验，你也许就能感受到不食蕴含着超越个人意识的伟大力量。感受这股力量，并顺从它的安排，就是最后一个不食秘诀。"

超越个人意识，是除潜意识外，还有一个叫作无意识世界，无意识集合就会超越个人，处于人类共通的无意识世界，这里记录人类历史的所有信息，包括生命诞生以来的所有记忆和基因信息。

所以说，不食实践就是修改潜意识并进入超越个人的无意识世界，听着是不是很心动？揭开生命的真相，探索生命的奥秘，可以从这轻松入门。

作者在书中说，现在这个时代是躯壳的时期，未来会进入深层意识，那时人类将不会有消化器官，因为不需要，所以退化了。就算还有饮食习惯，可能就是喝点茶这样形式上的饮食，不是为了生存，而是一种纯粹的兴趣爱好。

二十二、忘字诀：一剂无忧散

读《大江西派简易教程》（东阳子编写），在"定的八大因素与定之关系"，其中讲到"忘"字诀云："故忘者，忘去一切也。亡心二字合为忘，亡者死也，亡心即死心也。心既死，还有什么忘不了的。'无心心即是真心，动静两忘谓离欲'。"

常见人对过去耿耿于怀，对所得念念不忘，对未来计算连连，都是因为不能忘去，所以烦恼重重。《金刚经》云："过去心不可得，现在心不可得，未来心不可得。"三心了不可得，人却不能忘怀，有可得之心，必有所痛苦。

如果不能忘，心就不能定，心不能定，就不能忘，两者相互依存。书中谈到妙忘、真忘。

"忘后之定，则惺惺寂寂，愈忘愈定，昭明卓著，真常现前，故定之极，入于无心三昧，是为妙忘。"

李清庵曰："和光混俗忘人我，象帝之先则自知。"潭子《化书》曰："忘形以养气，忘气以养神，忘神以养虚，虚实相通，是谓大同。"《玉枢经》曰："慧光生则与道一，是名真忘。"黄檗禅师曰："心境双忘，乃是真法。"

东阳子曰："心如水晶塔子，朗彻明净，无所不照，是谓真忘。"

《老子心法十诀》曰："忘物可以养心，忘情可以养性，忘境可以养神，忘色可以养精，忘我可以养虚，无所不忘则无所不养。"

"我醉君复乐，陶然共忘机"，此是你我凡人之忘。

人生烦恼之事，皆是不能忘也。小忘离愁，中忘无我，大忘全真。人多害怕忘，所以拼命记，不知记得越多，烦恼越甚，概念越乱。

普通人也多有过废寝忘食的体验，也算是专注之忘，这样也能感受到小小的快乐，何况妙忘、真忘之大忘呢？

所以，忘机、忘情、忘利、忘人、忘我，待到人我两忘，能所双忘，自然会得明空之境。

凡人也好，养生家，修真者，皆可依"忘"字诀为用。

二十三、高维智慧：谷神不死的秘密

昨天讲辟谷课的时候，突然意识到谷的另外一个含义。人们常说，辟谷是不食五谷，食气养生，有着排毒养颜的效果，反而忽略了对辟谷更深层的探索。

谷，有山谷和谷物两类意思，辟谷当然就是不食谷物，但师父说是开辟谷道，像山谷一样中有流水，空能纳气。谷道，一是指古代方士求取长生不老的方式，一是指人体后窍，即直肠到肛门的一部分。

《史记·孝武本纪》："是时而李少君亦以祠灶、谷道、却老方见上，上尊之。"裴骃集解引李奇曰："食谷道引。或曰辟谷不食之道。一说即种谷得金之术。"

李时珍《本草纲目·草七·萆薢》："使水道转入大肠，仍以葱汤频洗谷道，令气得通。"

很显然，开辟谷道，既有清肠的意思，还有长生的不老的秘密。葛洪在《抱朴子》养生诀说："若要不死，肠中无屎；若要长青，肠要常清。"

当只看谷字，感觉像人的双目、鼻子、口组合在一起，于是取相类比，解读一下，又有更深入的认识。

谷，上面两点，左为阳，右为阴，正应人的双目；中间人字，像鼻子出息入息，息者，自心也。甲骨文字形上部像鼻子（写作"自"），下部用几点表示呼吸，呼吸是明显的生命体征，古人认为心是身体的主宰，就把那几点改成了心。

《说文解字》从自心，段注：自者，鼻也，心气必从鼻出故从心自。

一呼一吸谓之一息，一阴一阳谓之道。佛说，生命在呼吸之间。把握住呼吸，就能把握生命的健康。

再看谷下面是一个口字，本意言语饮食，又为出入之口。《颐象传》曰："君子以慎言语，节饮食。"病从口入，祸从口出，能够守住口，就可以平安健康。

白玉蟾祖师《谷神不死论》曰："谷者，天谷也。神者，一身元神也。天之谷，舍造化，容虚空；地之谷，容万物，载山川。人与天地同所禀也，亦有谷焉。"祖师认为，人的泥丸宫就是天谷，是元神居住的地方，故又称谷神。

《道德经》曰："谷神不死，是谓玄牝，玄牝之门，是谓天地根。绵绵若存，用之不勤。"①

河上公认为，谷，养也。能养神则不死，神为五脏之神，五脏伤，则神去。不死之道，就在于玄牝，玄为天，在人为鼻；牝为地，在人为口。天食人以五气通鼻，地食人以五味通口，所以玄牝之门，也是鼻口之门，是天地元气往来之门户。口鼻呼吸，当绵绵微妙，若存若无，用气宽舒，不急不勤。

白玉蟾祖师在《谷神不死论》中有一段解读：

"《黄帝内经》云：天谷元神，守之自真。言人身中上有天谷泥丸，藏神之府也；中有应谷绛宫，藏气之府也；下有灵谷关元，藏精之府也。天谷，元宫也，

---

① 《道德经》，张景、张松辉译注，中华书局，2021，第30页。

乃元神之室，灵性之所存，是神之要也。圣人则天地之要，知变化之源，神守于元宫，气腾于牝府，神气交感，自然成真，与道为一，而入于不死不生，故曰谷神不死，是谓玄牝也。

"圣人运用于玄牝之内，造化于惚恍之中，当其玄牝之气，入乎其根，闭极则失于急，任之则失于荡，欲其绵绵续续，勿令间断耳。若存者，顺其自然而存之，神久自宁，息久自定，性入自然，无为妙用，未尝至于勤劳迫切，故曰用之不勤。即此而观，则玄牝为上下二源，气毋升降之正道明矣。世人不穷其根，不究其源，便以鼻为玄，以口为牝。若以鼻口为玄牝，则玄牝之门又将何以名之？此皆不能造其妙，非大圣人安能究是理哉！"

虽然鼻口不是玄牝之门，但呼吸法也是契入大道的门径。由辟谷而开辟谷道，心息相依，契入谷神不死之道。

这样看，辟谷还只是不食五谷、排毒养生的方术吗？

二十四、心有所感，必有所应

真实故事，如果你遇见了不该遇见的东西，怎么办？

（一）我遇见了不该遇见的……

前几天晚上，一位女性朋友突然发来语音聊天，说自己可能撞邪了，又碰到了脏东西。因为自己突然感觉回到以前那种心中抑郁嗔恨的状态，而且整个人很累，颈椎特别疼，感觉有寒风，头眩晕、浑身酸疼……

这位朋友去年在极度抑郁的时候，突然联系我，想参加一期我的线上课程。后来了解到，她抑郁，还经常找"出马"① 看事，被骗了不少钱，加上生活各种不顺，睡觉经常做噩梦等，自己老怀疑有东西跟着她……

但经过几天的线上辟谷课后，她说一直以为辟谷是不吃东西，没想到这次颠覆了她的认知。从去年辟谷到现在，身心状态越来越好，脾气也变好了，连财运也旺了起来……

可是这几天整个人又突然回到之前的状态了，可能又撞上什么东西，因为这些症状和之前的一样。

在语音通话中，我边听她说，边感受她当下的状态。聊天的时候，我自己偶尔百会穴一阵阵发麻，连着太阳穴两边，当作心理暗示产生的生理反应吧，当然这个时候不能和她说这些事情。

我一边用心感受，一边听她说些过去和现在的事情，然后再教她一些存想导引的方法，感觉她慢慢放松下来了，偶尔还能听到她开心地笑一下。后来她说现在颈椎也不疼了，全身感觉暖暖的，整个人舒服多了，没事了……

说来也巧，通话中，我看到案头上正放着一本刚买来的《辅行诀传人：张大昌遗著》，而且白天刚读到一则张大昌先生的医案——癔症。如下：

广东塘疃东庄村，刘某某，男，33 岁。1959 年某日，夜会散回家就寝，家犬向之吠喝，则怒击之以杖，犬避去。入室犬复至，方欲再击，忽觉神魂失主，视其妻非人形，妻已睡，捉出衾，妻惊号，仓皇四邻至，力释其手始放，则犹自鸣咄跳跃不已，竟终夜不可眠。如此每夜辄闹，常避住邻家则已，医巫百治罔效，后乞友人携来求治。余思晋唐诸贤，每称陷冰、太乙诸大药可祛祟魅，乃予

---

①　东北民俗中拜的动物神仙，主要是保佑家人平安。

一方，《肘后》太乙流金方：雄黄三两，雌黄二两，矾石、鬼箭各一两，羖羊角二两，捣为散，三角绛囊贮之。令其佩戴门户帐衣中，药成用之立绝。

于是我在微信上发了"太乙流金方"并叮嘱她按方子做三个三角形的红色香囊，分别佩戴在身上、门上和床头上。

太乙流金方出自葛洪《肘后备急方》，主要用于治瘴气疫疠温毒，用于祟魅（癔症）能够起到辟邪驱秽的效果。

（二）为什么会遇见？

在《冯氏锦囊》中说："五脏所藏，乃魂魄神意智耳。五脏和则所藏安，气血调和，何病之有？若或多思想，或多恼怒，或多惊恐，或多悲哀，或多忧抑，七情偏胜，五脏失和，则偏害之病生矣。"《经》曰："邪气胜则实，所以发也……"

"《经》所谓上气夺则虚也。然究其源，莫不由气血之衰，正气之弱而得。"

像撞邪之类的症因，主要是正气不足、气血失调等所引起的，如果压力过大、心神不宁，就会导致七情偏胜、五脏失和。

《医述》"邪祟"篇中说：按《经》言五鬼干人，其义最详。盖天地间万物万殊，莫非五行之化。人之脏气，鬼之干人，亦惟此耳。

故五鬼为邪，各因所胜，此相制之理，出乎当然者也。至于山野之间，幽隐之处，鬼魅情形，诚有不测，若明经义，则虽千态万状，只此五行包罗尽之。治之以胜，将安遁哉？然鬼本无形，乃能形见，既觉其无中之有，独不能觉其有中之无乎？反之之明，在正心以壮气，虚明以定神，神定彼将自灭矣。天命所在，彼亦焉能以非祸加人哉？

五鬼，可以理解为五类不同的能量，天地万物虽然千态万状，但都是五行之气所化，五行能量相生、相克、相互克制生化。只要明白这个道理，正心壮气，补虚安神，精神内守，气血调和，外邪自然退祛不敢入侵。

（三）遇见古人超级疗愈

如何正心壮气、补虚安神呢？看看古人的超级心理疗法：

《类经》："此全神却鬼之道也。古德云山鬼之伎俩有限，老僧之不见不闻，斯言至矣。"

看到这句，不禁会心一笑，让我想到了金庸先生《倚天屠龙记》的九阳真经口诀：他强由他强，清风拂山岗；他横由他横，明月照大江。

管他万般伎俩，我就是不闻不见，也懒得搭理，任凭风浪起，心如明月朗照天地。

可是，做不到不闻不见怎么办？不要紧，只要心理素质过硬也是可以的，再看一则《续名医类案》中的故事：

"蔡石户抱病三年，耳中日闻鬼啸。凡有所往，鬼必相随。初甚，久之习闻，殊不为怪，病愈鬼啸亦息。"

不得不说，这位蔡石户跟石头一样顽固，病了三年，天天听鬼在耳边嚷嚷，到哪里去还有个跟班。刚开始，还是觉得很恐怖，后来觉得有点烦，再后来见怪不怪，这鬼也觉得无趣就气跑了。

当然，普通人要像他这样，估计不到三个月就要发疯，但也不一定，很多人还是很容易习惯的。

不过这样确实很折磨人，再看看还有什么办法？当然有，只有你想不到的。

录《诸病源候论》记载的导引法二则：

《无生经》曰："治百病邪蛊，当正偃卧，闭目闭气，内视丹田，以鼻徐徐纳气，令腹极满，徐徐以口吐之，勿令有声，令入多出少，以微为之。故存视五脏，各如其形色；又存胃中，令鲜明洁白如素。为之倦极，汗出乃止，以粉粉身，摩捋形体。汗不出而倦者，亦可止。明日复为之。又当存作大雷电，隆晃走入腹中，为之不止，病自除。"

第一种，闭气存想攻病法。仰卧，双目微闭，内视丹田，吸长呼短，来回呼吸到微微发汗；再存想五脏肝、心、脾、肺、肾清晰无比，五脏笼罩着青、赤、黄、白、黑五色气团，在存想胃中，鲜明洁白像素娟一样。感到疲倦出汗就可以停止，然后用爽身粉涂身，再全身按摩放松一下。如果没有出汗就感到疲倦了，也可以停止。每天就这样存想练习。

第二种，雷击法。这个方法简单直接。存想天雷滚滚，轰隆作响，闪电霹雳，光耀晃晃，雷电进入腹中，闪电雷鸣不止。这样就能正心壮气，驱邪祛魅。

觉得麻烦，也可以选择药物、针灸、禁咒、祝由、心理疗法、言语引导等，总有一种适合的。

天下万物，有感则应。这段时间正好读医书，正好有几个朋友咨询，然后所读内容正好相应，真是心有所感，必有所应。

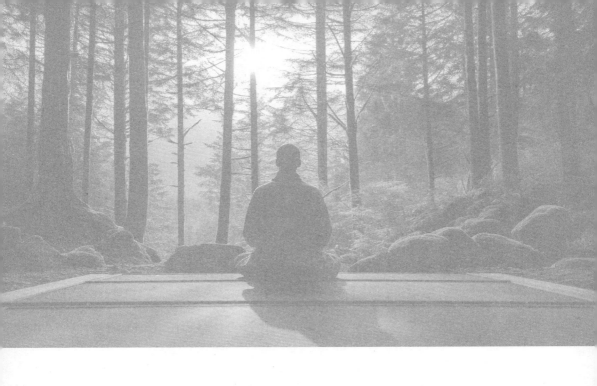

第二篇

辟谷前行

正常的辟谷属于清水辟谷，在辟谷期间只喝清水，一般不吃其他任何东西，除了个别因为身体极度虚弱等原因，可以适当地饮用补气的饮品，具体情况要根据辟谷期间老师的安排。

为了达到更好的辟谷效果，在正式辟谷开始之前，身心需要提前进行一系列的准备，以逐渐进入辟谷的状态。

一、辟谷前的准备

（1）安排好时间和环境，和家人做好沟通，尽量获得家人的支持。

（2）辟谷前7天开始减少食量，辟谷前2天晚餐只喝水（饿了可以采气，吃颗苹果或者核桃、松子）。

（3）准备辟谷用的矿泉水，每天一瓶500毫升左右，不渴不喝！冬天可以温到30摄氏度左右，或者放在阳光下晒温（每次喝水之前可以诵"药王神咒"三遍）。

（4）辟谷期间切记不喝热水，不可洗澡，尽量不洗脸、不刷牙、不洗手，不碰水效果好。

（5）辟谷期间起床、蹲起时，动作要缓慢，动作过急容易有头晕的现象。

（6）辟谷期间或者平时，男子一阳来复（晨勃时）女子心血来潮时（性渴望时）做武火周天练习九次，自然水火既济。

（7）辟谷期间每天记录梦境，可以通过梦境解读当下的生理状况。

（8）准备大枣、黄精；两者自选！大枣27颗，灸黄精每日10片（身体条件好的可以不用）。

（9）工作中辟谷，感到气虚者，可以每天用大枣9粒一切为二、桂圆肉15

粒、枸杞 30 粒煮水当茶饮（糖尿病红枣减半、不能放桂圆，高血压者红枣减半、不能放桂圆），只能喝水不能吃果肉，不能喝茶。

（10）所有运动改成有氧运动。

（11）每日站桩、采气、行禅。

（12）早上 6 点起床，晚上 10 点前睡觉。

（13）清晨站桩、采气、行禅。

（14）午时静心休息。

（15）傍晚晒太阳、步行。

（16）晚上静坐冥想。

二、每日功课打卡

（1）洗髓功蹲墙 20 次（无极桩 40 ～ 120 分钟）。

（2）调息止念或呼吸法 20 分钟。

（3）步行纳气法 6000 步。

（4）诵读经典《道德经》《上古天真论》《清净经》《心经》等自选一部。

（5）发愿感恩。

三、什么人不适合辟谷

（1）精神类疾病，严重抑郁、常有自杀倾向和想法者。

（2）严重心脏病者，传染性疾病患者，恶性病变晚期者，身体极度瘦弱，行步不便者。

（3）年龄小于 14 岁，大于 70 岁者。

（4）严重内溃疡病患者，内脏经常出血者。

（5）心志不坚、性格多疑易怒、自以为是者。

四、时空与环境

1. 季节时令

（1）春分、秋分、夏至、冬至。

（2）天地开泰之日：每年的三月初三、五月初五、九月初九、冬至、夏至。

（3）天地交合之日：每月的初一、初三、十三、十五。

（4）阴阳生化之时：子时、午时、卯时、酉时。

（5）情绪精神状态，内外环境最佳的时候。

2. 环境

风水好的地方（磁场和水皆佳），有条件者最好选择在名山大川中辟谷。城市：没有污染、郊区安静的地方没有噪声的地方。

3. 空间

安静、空气清新、无异味、可以做呼吸练习的环境。

4. 空气

清新温润、潮湿适度！湿度过大会对心肺造成不利的影响，引起呼吸困难血压升高等情况。

5. 饮用水

山泉水、矿泉水、无污染的井水。偏碱性水更佳，pH 值大于 7.0，小于 8.7 以下的小分子水更好。pH 值大于 9.0 不适合辟谷者直接饮用。

五、辟谷期间禁忌

（1）忌五谷、水果等。

（2）忌洗热水澡。

（3）忌用化学用品合成的洗浴用品。

（4）忌行房。

（5）忌多言。

（6）忌耗神。

六、辟谷前的编程

（1）设定辟谷的天数和生命状态，如：我决定辟谷 3 天，在辟谷过程中不饥不渴，体力充足，精力充沛，身体的所有体征正常稳定！

（2）安装程序：静坐，全身从头到足逐步放松 3 遍，待到身心相对安静时，心里默念：我从今天开始辟谷两天（三天或者五天），在辟谷过程中不饥不渴，体力充足，精力充沛，身体的所有体征正常稳定。这样默念 9 遍或者 49 遍（初次辟谷，建议默念 49 遍）即可。

（3）在辟谷过程中，如有饥饿感，可用服气补充能量，或者用意念辟谷方式补充能量。

附：食气方法——有饥饿感时，意念想着自己的胃以及胃外边的肚皮都打开一道小门，外面的能量（包括氧气、声能、光能、电能、磁能、波能等各种能量）通过小门直接进入到胃里。

七、辟谷三字诀

上乘辟谷之法，即为服炁。服炁之道，必须明白"复服伏"三字口诀。三诀互用，才能有益于修炼。初期辟谷，可按筑基法用功，同时服用草木之药，以资补助内炁，逐渐可以达到绝食地步。服食方法，后文有述。注意神经衰弱或者定力不足的人士，则应当慎于绝食，以免伤害身体。三字口诀如下：

复法，即清静补养之真功。精未足者，当啬精以补精；炁未足者，当服炁以补炁；神未足者，当养神以补神。精炁神三宝补足，身体复原，谓之"复"。

服法，即服食太和之炁。如《黄庭经》云："仙人道士非有神，积精累炁以成真。人皆食谷与五味，独食太和阴阳炁。"太和之炁，即天地间阴阳化生所产生的至清之炁。服饵此炁，升上泥丸，化为津液，吞入腹内，则浇灌五脏，自然不生饥渴，可以养身长寿。

伏法，即降伏、藏伏之法。初机降伏，须要降伏心念，意不外驰，所谓"神不外驰炁自定"。末后降伏，即调息绵绵，专炁致柔，息息归根，团聚丹田，经云"胎从伏炁中结"。

所以欲要"伏"炁，必先"服"炁；欲要"服"炁，须先"复"炁；欲要"复"炁，尤贵"伏"炁。此为复、服、伏三字口诀，连贯互用，不容偏执。如果只用后天食品药物，不修内养功夫，欲求辟谷，无有是处。

八、辟谷中身体的反应与变化

1. 体重的变化

辟谷期间，体重从第 1 天到第 4 天，每天平均下降 2 ～ 4 斤，第 5 天开始，每天下降 1 ～ 2 斤。身体虚胖的人体重下降明显，肌肉比较结实的人体重变化比较小。在辟谷的学员中，有 3 天体重减少十几斤的现象，也有 5 天体重没有多大变化的。还有一种辟谷时，体重却增加了好几斤。一般情况，体重下降到一定的程度后，随着服气训练，体重不降反增，然后达到一个相对稳定的状态。

很多人为了减肥而辟谷，其实减肥只是辟谷的副产品，正确的辟谷可以平衡身体的阴阳，肥胖的人会减少体重，瘦弱的人体重会增加，这主要是辟谷后让身体恢复到一个相对正常的体质。

2. 皮肤的变化

辟谷时皮肤出现丘疹、斑点、瘙痒等情况，这是身体通过皮肤排毒的现象。对身体有害的物质，通过皮肤排出，如汗水，辟谷时散发出来的体味。健康情况越差，身体的体味越明显，甚至几米开外都能闻到身体的臭味。所以辟谷时，有条件还是一个人一个房间，避免相互影响。

有一位师兄辟谷的时候发现双手发黑，怎么洗也洗不干净，后来师父让他去练习甩手，同时意念将毒气甩到大地深处，几分钟后，双手恢复如初。

即使没有辟谷时，皮肤出现的一些红点、湿疹等，也是身体在排毒。只要多练习采气，适当地运动，就能加快把毒素排出来。

随着身体的排毒，辟谷时你会发现皮肤肤色开始变得透亮，摸上去嫩嫩的，比做什么护理都好。有一位学员辟谷前脸上的肤色偏黑，辟谷两次后脸上白里透红。

3. 虚弱乏力

普通人通常在辟谷第三天至第五天期间出现虚弱乏力的现象，原因是没有进食缺乏足够的营养去支撑身体的基本机体活动，身体的供给节奏被打乱，这也是身体能量不足的表现。所以在正式辟谷前，需要先练习服气，调理好身体，然后再开始辟谷。但有的人辟谷就是为了调理身体的一些疾病，身体问题越严重，排病反应就越明显。

感到虚弱乏力时，多练习采气、调息止念等来补充能量，难以缓解者，可以适当喝点"补气汤""养元汤"，这个时候切忌盲目复食，初学者复食一定要在老师的指导下进行，自己辟谷一定要遵守复谷的注意事项。

初学者遇到这种情况，容易选择卧床休息，但往往休息越久，感觉越虚弱。这时除了能量练习外，可以采用步行纳气法到户外散步，过一段时间会发现虚弱的现象缓解了很多，有的人甚至满血复活。在线下辟谷课程中，我们经常在大山徒步，每天走好几个小时，目的就是采气，补充能量。而且适当的运动，有助于身体加快排出毒素。

4. 头晕、恶心和呕吐

根据科学对断食的研究认为"有些人会头痛、反应变慢、疲倦、易怒、恶心想吐、难以入睡、心跳加快，便秘、抽筋；如果原本还不习惯断糖或低糖饮食，这段期间会特别想吃甜食。这些症状又被称为'酮流感'，代表身体进入燃烧脂肪产生酮体过程的副作用。"在辟谷中，这些问题基本上归纳为排病反应，也就是净化身体的一个过程。

如果平时饮食健康，血糖稳定，代谢负担不大，就能够顺利地切换到辟谷的状态，相反身体不健康，代谢慢的人这个时候就比较难受一点。所以辟谷前的一些准备非常的有必要，可以帮你更加顺利的体验辟谷。

出现呕吐的情况说明身体的问题比较严重，但这也是身体排毒的一个过程。这个时候可以多喝些水或者喝点淡盐水，随着身体的净化，大约三天至七天，各种不舒服的反应会消失，然后进入服气辟谷的状态。

5. 感觉寒冷

辟谷没有进食，身体的能量不足，自然感觉到寒冷，特别是冬天的时候。建议多练习火瑜伽、采气来增加能量，用武火周天、调息止念来积蓄能量，同时注意减少消耗能量，当能量提真正充足时，就可以做到寒暑不侵。

6. 发烧反应

正常发低烧的情况比较常见，身体会通过提高体温来清除寄生物、病菌等，当这些病菌被清除后，它们会通过血液循环于整个身体，引起发烧。这是人体排毒和自然疗愈的一种方式。

7. 胃痛，胃胀

对于平时饮食结构不健康和腹部脂肪过多的人群，在初次辟谷时容易出现胃酸分泌过多导致胃痛，这大多是因为在辟谷前没有预先调整饮食结构和训练的结果。还有平时有胃痛、胃溃疡的人，也会在辟谷的时候加重或者减轻。特别需要注意复谷的时候，不小心就容易吃多而引发胃痛、胃胀的情况。

辟谷时胃痛，可以吸一口气到胃里，然后闭气，闭气以稍感难受为度，自然呼气，这样来回做一会。还可以采用瑜伽的婴儿式，双膝跪地，臀部坐在后脚跟上，上身向前俯卧，额头触碰到地板上，动作不要追求标准，以舒适为度。这样可以很好的缓解胃痛。

如果熟悉穴位，可以按压手三里、曲池、足三里、中脘等穴位缓解。辟谷可以修复脾胃的功能，成功辟谷后，许多胃的毛病都会有很大的改善。

8. 口苦，口渴

口干、口苦多因肠胃和肝胆不好所导致，这属于排毒的现象。这个时候可以喝点淡盐水，多做漱口水的练习。

9. 大小便异常

辟谷三天左右，人体消耗完糖或葡萄糖时，就开始代谢脂肪，把脂肪转化成酮体来为人体提供能量，这时会出现尿液变黄，饥饿感消失的现象。

有些人在辟谷中有便秘的情况，通常是因为肠胃蠕动慢，胃动力不足。辟谷中要多做揉腹练习，促使宿便排出。如果辟谷中没有排出宿便也不用担心，复谷后就会排出宿便。

10. 辟谷期间女性例假不正常

辟谷期间或者辟谷后例假出现不规律的现象，是因为身体通过辟谷调整整体的机能，随着身体的修复，例假自然稳定正常。女性在调理身体的时候，也会出现这种情况。

有的女性过早绝经，甚至还有年纪轻轻就断经的，在辟谷第三天、第五天的时候，出现例假重新启动的情况。

11. 烦躁欲怒，委屈易哭的情绪反应

辟谷时出现悲伤、仇恨、委屈、嗔恨、哭泣等情绪问题，可以理解为情绪排毒。辟谷不单单只净化身体，还能净化精神。除了一些生理上导致的情绪因素，还有一些更加隐秘的寄生物，在辟谷的时候会被排出体外，当这些东西要排出来的时候会影响到人的情绪和思维的判断。

九、复谷

（一）复食饮食与禁忌

（1）等身体体能恢复到最佳时复谷，可以药饵补气，老师灌气，或再辟谷几日。

（2）晚上 9:00 ～ 9:30 之间进食，喝一碗常温的小米粥（尽量稀一点），进食要慢，吃到五、六分饱即可。吃完直接去打坐，能坐多久就坐多久。

（3）复食按辟谷的天数或者倍数，比如辟谷七天，那么需要用七天或者十四天来复食。复食期间吃少盐、少糖、少辛辣刺激性食物，口味尽量适中偏淡，过多吃泡菜、榨菜、咸菜等多盐食物，会出现小便不畅、腿肿等现象。食糖过多会导致血糖升高等，复谷逐渐增加食量，不能吃土豆、豆浆、牛奶、鸡蛋、海鲜等不易消化、易导致肠胃废气排放的食物，否则会产生肚子胀等问题。可以服食特定药物、饮食等来调整身体状态到最佳。

（4）复食期间禁止喝冷饮、喝酒，以免肠胃产生废气，不利于肠胃吸收和运化。

（5）复食期间不抽烟，养肺气。

（6）复食前三天喝稀粥以小米粥为主和水煮菜（白菜、芹菜），菜以时令蔬菜为宜，可适当加酱油、盐、醋、香油等调口味，可加点水果，切忌单调食谱。复食期间，要加强练功气化。

（7）体弱者进食益补八宝粥、黑米粥、莲子银耳粥等，体胖健康者食小米、大米粥。体寒气血亏虚，可连续三天，每天早晨喝一小碗红糖姜水，以壮阳补血，高血糖者禁用。

（8）复食最后三天，可吃少量的炒菜，爱吃肉可加少许，每天不超过四两，鸡蛋可以每日一个（勿水煮），牛羊肉、河虾可以补食，忌鸡肉、蛇、龟、海鲜、牛奶、豆制品等。

（9）可以喝新鲜柠檬水和蜂蜜（加点盐更好），可加速排出毒素，排出宿便。

（二）禁忌

（1）禁止性生活。

（2）禁止大怒、生气、吵架，以免引起经脉淤滞。

（3）禁止去坟场、地下室、防空洞、溶洞等阴寒、湿冷之地，以及高海拔地区，以免伤身损阳气。

（4）禁止去医院探望病人、特别是病危和传染病人。

（5）禁止过度用眼、过高强度的体力劳动和熬夜，以及从事放射性工作、焊接、炼钢和长时间持续的计算机操作。

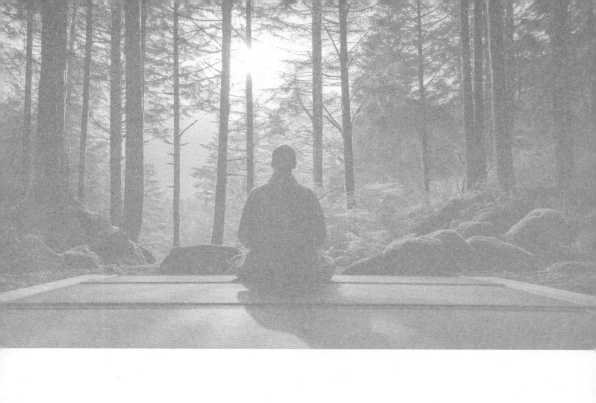

第三篇

辟谷窍诀

一、辟谷窍诀

> 编程维度量，止观戒定慧，
>
> 心息相依忘，动静定虚空。
>
> 正念受无我，复服伏三诀，
>
> 身心灵性慧，精气神还原。
>
> 斋戒心清净，存神在丹田，
>
> 阳焰火腾空，焚身祛邪秽，
>
> 内外松通明。安心于气海，
>
> 无思亦无虑，凝神入气穴，
>
> 不吃不饥饿，越来越精神。

（一）生命的源代码

第一个是编程。编程，顾名思义，就是编这个程序，好像我们的语言系统，说话时背后是有一套程序的。

我们的思维，其实像计算机一样，也在编程。身体就像一个硬件，思维、技能、思想这些……就像软件，身体需要通过六根，眼、耳、鼻、舌、身、意等，来感知和认识这个世界。

我们看一下饮食习惯是怎么被编程的，出生前胎儿阶段也就是第一个阶段，是怎么饮食的呢（见图 3-1）？他是直接通过母亲的能量，母亲这个时候就会断经，把所有的气血以及营养供给到胚胎，这段时间对于胚胎来讲，他不需要像我们一样饮食。

胎儿处在一个先天的状态，也叫作无饮无食，不需要喝，也不要吃的状态，再进一步，叫作食地餐天，进入第二个阶段，它通过吸收能量来维持生命。

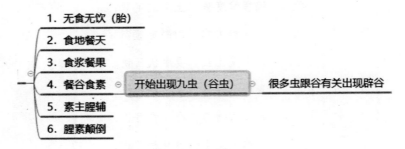

图 3-1　饮食阶段的变化

第二个是食地餐天，接下来开始从无为转向有为，就是食浆餐果。婴儿出生之后，就开始进食了。小孩出生之后，脾胃是很虚弱的，一下子肯定是吃不了硬的东西，只能吃奶，然后再吃一点糊糊，再慢慢地吃点流食、粥之类的。所以，这段时间叫作第三个阶段，这个时候也是人的先天转为后天。

第四个阶段，餐谷食素期。这个阶段，人的私欲开始产生，开始吃五谷杂粮等，这个阶段开始出现了三尸九虫的谷虫。

很多寄生虫，跟我们吃五谷谷类有关系，所以，会出现辟谷来调理身体。古人说的三尸九虫，现代可以理解成人体有很多菌群。比如说我们肠道的菌群，就会直接影响人的身体以及情绪。整个肠道、消化道的菌群，它占人体的免疫力的70%，相当强大。辟谷首先调理消化道，改善肠道的菌群。

第五个阶段，素主腥辅，以吃素为主荤为辅的饮食结构。小孩的饮食结构，也是素比较多，荤腥比较少。这一阶段，人的后天欲望更加的依赖食物，从而开始消耗人的元精，元精是我们生命最基础的一个物质。人从胚胎开始，慢慢到婴儿、儿童到成年人，到中、壮年，到老年，他的饮食结构也在不断地变化。

第六个阶段，腥素倒期。最后变成素吃的少，荤腥吃的多。这个时候，随着饮食以及人的精气神，不断地受到污染和退化，就开始出现了更加重的欲望，整个系统就产生了混乱，相应的就会产生很多的疾病，大部分人的饮食过程都是这样子的。当然除了一些特别的人群，如有信仰、修行，或者吃素的就另当别论。

在很多人的认知里，认为人一定要吃东西，如果没有吃东西，身体就没有营养，没有吃东西，这个生命就会死亡。吃东西本身就是一个巨大的编程，在潜意识里，以及我们的思维里面，这种编程形成了一个强大的习惯，很难改变和突破。

成功是因为有个好习惯，失败，往往是因为一些不好的习惯。就比如自动化反应，什么是自动化反应？就像巴普洛夫的条件反射一样，很多情况下，人的反应是后天习得性的条件反射。

对事物以及对世界的认知，包括自己的思维以及反应，更多的是一种条件反射，它就是一种强大的惯性。

辟谷训练，首先要改变这种思维的惯性，改变原来的认知系统，重新对自己的身心进行编程。就好像将计算机、手机软件进行升级，升级就会修补一些漏洞，增加一些功能，或者去掉一些没用的东西。当我们辟谷的时候，首先就是要对编程有深度的认识，从身体、心灵和心性三个方面入手。

（二）你是站在哪个维度看世界的

说完编程，接下来看一下维度量。为什么叫维度量呢？当我们站在不同的维度，去认知世界，去看待相同的事物时，所得出的结果和感受完全不一样。

就像蚂蚁和人，对同一个世界的认知和感受是截然不同的。真正的辟谷，处在不同的维度去训练，也是天壤之别。

很多学员辟谷是为了调理好身体、解决身体的一些病痛，或者减肥、美颜，排毒等。先调理好身体，出发点很好，但对于辟谷，如果仅仅停留在这样的角度和认知，就过于局限了。

如果身体健康出现了问题，只从身体的层面去调理，就很难解决根本的问题。为什么？

因为身体健康的问题，往往是多方面造成的，是一个综合呈现的结果。一个人内心的情绪对身体有没有影响？一个人的心性、品德、性格，包括基因遗传对身体有没有影响？都会有影响。再扩展一下，这些影响还会体现在哪里呢？

比如说，人生、家庭、人际关系、社会服务（社会服务就是有没有为社会做出贡献）、生活习惯、夫妻关系、包括财富、情商、财商、德商，他们需要的是一个平衡。怎么会这么多？

其实这些，就好比人和社会的关系、人和环境的关系、人和自己的关系、人和自己的身心灵的关系。这么多的关系，就像一个巨大的网络，当哪一条网络出现障碍的时候，不通畅的时候，我们的身体、心理也会出现相应的问题。

其实身、心、灵，本来是三位一体，相辅相成，相互制约，哪一个出现问题，都会影响到整体。

辟谷时，每个人的身心状态不一样，基本上要进行单独的指导，特别是一些比较特殊的情况，都要进行单独的指导，并不是简单的不吃饭就好了。辟谷，最起码要考虑到身、心、灵这三个维度，让它们达到一种身心的平衡，达到一种关系的平衡，达到一种阴阳平衡，因为阴阳一调百病消。

从不同的维度去梳理、疏导，从身、心、性、家庭、人际关系、生活习惯、自我学习、锻炼身体，饮食等，从方方面面地全方位地去思考，然后进行重新编程。

重新编程的目的，就是查遗补漏，改变不良的习惯，调整自动化反应。为什么会自动化反应呢？为什么会条件反射呢？也就是我们的大脑神经元，已经形成了固定的反应模式。碰到一件事情，就有特定的反应，当它不断地重复之后，就会加强这种习惯，最后形成固化的"脑回路"。

所以说，为什么一个人会在同一个错误中重蹈覆辙？就是因为习惯性反应。再深入一点，就像佛学所说的业力，这很难突破，但不破不立，所以要对身心进行重新地编程。

（三）觉知与观受

止观、戒、定、慧。止，有停止、止息妄念的意思，让自己的身心停一停、歇一歇。辟谷就有这个意思，先停一下，让自己歇一下。让五脏六腑休息一下，让整个身心休息一下，不让它胡思乱想，不去做无谓的消耗，我们要让自己能够停下来。所以，止，也可以从不同的维度去看，从身体、心理还有灵性三个方面进行编程。

观，就是观察。观，一个"又"，一个"见"，就是"又见"，更深入的发现，更深入的看见。观，在瑜伽当中经常会用一个词：觉知，始终觉知。观，就像观众看电影一样，你看着电影在演着不同的剧情，偶尔也会有情绪投入，会有些情绪小波动，但当电影结束了，你知道那不过是一场戏。

既然看电影是这样子，我们看自己呢，观自己的觉知，始终如实地觉知自己的身体，如实地觉知自己的内心，如实地觉知自己的起心动念。你身体累了，看着它，心里乱想，也看着它，看它怎么想的，这就是基本观。

当你起心动念，一件一件事情在衡量的时候，特别是在利益面前衡量，算计、打小算盘的时候；或者遇到一件事情尴尬的时候，忏悔的时候，反省的时候，这个观始终都要在，不在的话，就失魂了，就会进入到角色里面，失去了自己。

注意，心能够定下来，同时还要会观。观是不是我们改变一下编程？改变一下思维？然后，从不同维度去观察就可以了？

戒、定、慧三个字，很好理解。戒就是通过一些规则、原则来约束自己，保护自己的身心。刚开始很多习惯，我们没办法去改变的时候，就要拿一些方法和原则来训练自己，约束自己，让自己不再犯。比如说，孔子的学生颜回，不二过。同一个错误，他只会犯一次，不会再犯第二次，这非常地了不起。很多人同一个错误，能犯无数次。

比如说，我们处理问题的时候，大部分人还是依照着经验，以及以前的惯性来处理问题，很难突破。除非我们的认知在改变，行动在改变。不然的话，还是会按原来的模式处理问题。

随着年龄越大，思维有时候就会越固化。他看什么东西和问题时，就是鲜活不起来，没有年轻时的那种鲜活，那种好奇。当然也不是所有人都这样，有的人年纪越大，创造力越丰富。

戒，就是通过一些方法来改变自己的习惯。我们要改变一些习惯的时候，它有一个反抗期，身体会抗争，不让你走出舒适期。因为我这待着很舒服，很习惯，突然间改变的话，自己都不习惯。走不出舒适期，就很难自我突破。

辟谷恰恰是一个打破固有习惯和思维的方法，因为我们之前一直在吃东西，现在辟谷不吃东西了，身体就会出现反抗，最常见的是到饭点时，就想吃东西。有时候并不是饿，而是大脑特别想吃东西。这时，我们就需要用一些方法来处理这种反应。

"戒"就是保护好自己的身体、保护好自己的心理、保护好自己的灵魂，才需要这个"戒"。比如说，身体要到达一个好的状态，那么所有损害身体的事情就不能做，如：熬夜、生气、愤怒、情绪失控等，都需要戒掉，因为这些对身心都非常的影响，所以这个时候，需要"戒"来保护自己的身心。

"定"，有以上这些原则，我们的身体、心理、灵魂，它才能够安定下来。安定下来，它才能持久。持久之后，它才能够产生智慧，才能够看清楚事物的本质，了知宇宙的实相。

（四）督摄六根，心息相依

心息相依，通过观呼吸的方法进入。练习的时候，注意力放在人中和鼻尖的区域，然后全身心地去观察呼吸，觉知每一个呼吸从这个区域经过的感受，要九分放松，一分警觉，然后慢慢地忘掉呼吸。观呼吸时，可以用耳朵去听，眼睛去看，鼻子去闻，舌头去感觉，然后慢慢地让呼吸细、匀、慢、长。慢慢地去感受，这个很重要。

呼吸的频率如果很乱，那么心也是乱的。呼吸急促的话，身心是紧张的。所以要将眼、耳、鼻、舌、身、意，六根都放在这个呼吸上面，去听、去看、去闻、去嗅，这样子去观察呼吸，自然会身心合一。

道家认为，眼、耳、鼻、舌、意都属于"心"的分部，因为"心"是主宰。眼、耳、鼻、舌、意内通五脏，是外五行。内五行对应着肝、肾、肺、心、脾。

一旦外五行合一，把它归到呼吸上的话，自然内五行也就归一了。

同样道理，六根，只要有一根能够返本还原，能够彻底的安静下来。其他的五根，也就跟着清净下来。所以，通过观呼吸是一种方法，通过听声音也可以是一种方法，都可以做到心息相依。

（五）心死神活，忘形养气

看这个"忘"字，心亡为忘，心死神活。我们的妄心停止下来后，识神退位，元神当家。识神是后天的妄心，妄心息止，先天就启动了。看影视、武侠片当中，都会听到四个字，物我两忘。很多人舍不得忘，该记住的没记住，不该记住的都想起来了。

只有忘记过去、忘记未来、忘记现在，那么人的身心才能够安定下来。金刚经讲，过去心不可得、未来心不可得、现在心不可得，当你忘了就能够心死神活，无心即是真心。刘海蟾在《至真诀》说："无心心即是真心，动静两忘为离欲。"

所以"忘"非常的重要，一忘你就忘得干干净净的，身心都不知，忘记了身，忘记了心，这个时候静坐和呼吸的状态就非常好了。如果我们在观呼吸或者做功课的时候，老是忘不了，那就定不住，就会各种有各种的想法念头。

谭子写了一本书，叫《化书》，他认为什么都可以相互化生，一切都是变化的。

像庄子里面的故事，北冥有鱼，其名为鲲，鲲之大，不知其几千里也，化而为鸟，其名为鹏，鹏之背，不知其几千里也。这只这么大的鱼，一变就变成了一只大鹏鸟，飞起来了，这个就是物化。有点像化蝶一样，从小虫子变成了蝴蝶。

　　如果忘不了，就会被执着所控制。《化书》讲忘形以养气，忘掉我们的这个形体，这个时候，就能够养气，为什么？因为忘不掉这个形体，老是执着它，身体这里不舒服啦，那边又不好了。生活当中我们会发现，有些人小心翼翼地去维护这个身体，可是这种人一般身体都不好，因为他忘不了身体，就必定会受它限制，顾虑太多气就不顺。所以一定要知道，"忘"很重要。

　　那么，在辟谷的时候，身体怎么忘？这个时候，就要调息止念，观察呼吸，慢慢的就忘了身体。

　　这个过程中，可以用"观受"的方法。观"受"不是给它下一个定义，我得了什么病？我这边很痛，我感冒了……你说我感冒了，这个感冒它有很多种反应，它显然是一个非常大锅盖的名词。

　　只知道身体不舒服，这个不是"观受"。那如何才是"观受"？观身体的时候，这个位置不舒服，不舒服是什么感受？它是跳动的、麻的、热的、胀的、凉的等，直观地去感受它，不要有这个名词，不要下定义，不要贴标签。一下定义贴标签，就变成后天认知概念上的干扰。

　　比如，我们看到一朵鲜红的玫瑰花，上面带有晶莹剔透的露水。这个时候，我说：这玫瑰花代表着爱情。完蛋了，那你的思维当中就会觉得玫瑰花代表着爱情，而忽略了看到玫瑰花那一刻内心直觉的感知。

　　有人看到一个东西时，就会给它加很多自己的想法进去。看一朵花，就跳不出自己的认知范围，这个时候，你看的是花吗？虽然看的是花，但其实看的是自己的认知，自己的感受。可是当我们能够忘掉这些知识，忘掉这些文化的时候，你再看花，那感觉就不一样。我们想一下，当一个小孩，第一次看到一朵鲜花、看到一个玩具的那种状态。

　　"忘"字，它就能够让你心死神活，后天的意识都断了，那些所谓的文化，故事，那些人们灌输给你的观念、书本上的知识、学校的教育、家庭的观念等给你带来的文化污染，你都"忘"了，这时先天的东西才会显现出来。

"忘形以养气，忘气以养神，忘神以养虚。"虚实相通是谓大同，只有心境双忘，才能够天人合一。我所看到、感知到的这个世界，以及我能感知这个世界的这颗心，我都忘了，这时你就能看到世界的真相。

要忘掉身体，还要忘掉自己各种各样的情绪。然后还要忘神，通通的把它忘掉，物我两忘，心境双忘。其实这个时候，你都不用练采气，身体自然是通的，身体跟天地相通，还采什么气呢？真气自然会进入到你的身体，到一定时候，不吃东西也没有关系。

忘物可以养心，忘情可以养性，忘境可以养神，忘色可以养精，忘我可以养虚，无所不忘则无所不养。如果要让身心处在当下的快乐和幸福当中，就要学会忘。

（六）先天一炁从虚无中来

正念受无我，复服伏三字，

身心灵性慧，精气神还原。

我们先来看一下：正念受无我。这个"无"，并不是说什么都没有的意思，它是无中生有，怎么会生有呢？如果什么都没有的话，怎么可能生出有呢？

"无"像空一样，空中妙有，类似于传统所说的气。传统气一元论，认为宇宙万物的生成都是由气而产生的，"无"就是这样子的表达。道德经中讲到有无相生。

"无，欲以观其妙，有，欲以观其窍，此两者同出而异名，同谓之玄，玄之又玄，众妙之门。"

为什么是无，欲以观其妙呢？因为进入虚无的这种状态当中，进入空的这个状态当中，它并不是什么都没有，而是一种天人合一、天人感应而产生的一种……不能说是感觉，而是跟天地万物相应之后，进入了这个虚无的状态，这个时候，你就会发现它非常的美妙，美妙到难以言说。

比如说初恋、热恋的时候的那种感觉很奇妙，一个眼神就能产生那种触电的快感……两个人在一起的那种快乐，难以用言语来形容。

这就是阴阳交感，整个人的生命力、情感，都非常的饱满，充满了无穷的活力。可惜现在很多人已经失去了这样子的一种状态，不光是从情感失去、身体方面也失去了。只有少男少女那个特定的年龄段，才能产生如此奇妙的感觉。

当然，真正的"无"并不是初恋，或者热恋的感觉，只能做一个比喻。它非常的美妙，灵动，活泼，似乎和一切融为了一体，内心没有任何的束缚和执着。

在面对这个世界的时候，任凭风浪起，稳坐钓鱼船。任凭这个外界的风浪如何的变化，自己都是稳稳地坐在钓鱼船上面，内心不动不摇，对境无境。我们看一轮明月在天空，映在无数条河流上，照出许多月亮的影子，可是无论这些河流，清澈还是浑浊，还是在不断的波动，但实际上天空的这个月亮，它还是明明朗朗，圆坨坨的在空中，不动不摇。

当我们的心对境无境时，在红尘当中，它就没有执着的心念。也没有所谓的我应该怎么样去用心？怎么样去做？更多的是一种自然的流露。

禅宗经常有句话说：从自家胸腔涌出。注意，我们在学习的过程当中，或者在练功的过程当中，很多东西并不是从自家胸腔涌出，包括语言。为什么呢？因为这里面有太多后天程序的安装，文化的污染，包括我们的生活环境和社会环境，甚至包括先天带来的业力。

所以要做到内心虚无，非常的难。但没关系，我们一点一点地去修改程序，破解编程的源代码，如此才能随意编写自己的生命轨迹。

"无"，非常像佛家所讲的"空"，这个"空"不是什么都没有，而是空中妙有，妙有真空。空无的时候，才会有无穷的创造力。

我们经常讲，物来则应，有事情来了，哎……我们去应对一下。物来则应，物去不留，事情结束了，就不再牵挂了。这样子才能应物自然，万事万物，自然而然。

我们在辟谷当中也要进入"无"的状态，所谓无为的状态。道家有句话经常讲，先天一气从虚无中来，这个先天一气，很难从我们后天的意识当中产生的。咱们在采气的时候，基本上都是有意的采。在采气的过程当中，有个口诀"目瞪口呆"，让自身完全虚无掉，眼睛盯住前方，进入虚无的状态，这样子就能达成短暂的进入"空"或者"无"的状态，随着我们不断地深入练习，观呼吸、静坐的时候，都能够跟天地相应。最后，天也没了，地也消失了，自己也不见了，整个混沌一片。

在这样子的状态下，内心无知无求，先天一气才会产生，先天一气产生的时候，也会带着身体的变化。身体会有反应、有变化。一般会表现在很喜悦、很有精神。还有一方面，表现在男性的生理现象，外肾勃起。为什么呢？他这个不是有欲望而产生的勃起，而是像小孩子没有男女之间的欲望，因为元气足外肾会自然勃起。这就是一个人身体在先天之气启动、在能量充足的时候，发生的一种自然的生理现象。女性也是如此，女性的在心血来潮、产生欲望之前的特殊生理现象。

这叫作一阳来复，也称为活子时。子时就是先天阳气开始升发的时候。这个时候，就要进行采药。还有你在练功、睡觉、早晨起来的时候，或者五点到七点、或者三点到五点、或者半夜，阳气开始升发，出现了活子时的现象，这个时候就要进行采药，也就是不让这些精气的流失，把身体的原始能量收藏起来。更重要的是身体内真阴真阳结合的时候，有的人在辟谷或者睡觉时会做春梦，在春梦过程中将射未射之时，就马上要用下手功夫，用武火采炼。

（七）武火周天

双手握固，然后吸气，十指抓紧，十个脚趾头同时向内勾抓紧，能勾多紧就勾多紧；同时收会阴，把肛门也提起来，收肾提肛，女子收子宫，动作越快越猛，越齐越好。同时用鼻子吸气，把这股气往肚脐丹田里面收，吸到不能再吸，放松呼气。连续做九遍，特殊生理现象逐渐消失。只要把这股气收住了，身体就不会有饥饿感，不会有疲劳感，一天比一天舒服。

当这股气收住后，就要开始打坐进入静功的练习，或者睡功，进行调息，养精养气，练和养结合起来。具体可以参考调息止念。

但也有可能产生另外一种情况，就是这个时候，你没把握住，就会胡思乱想进入了后天的欲望，那生命的一些能量就流失掉了。

（八）炼神还虚

所以要经常处在虚无的状态，这样自然能召摄先天一炁。《金刚经》里讲：无我相、人相、众生相、寿者相。如果执着于相，就很难契入虚无的状态。

"无我相"很难做到，很多人会认为有一个坚固的"我"存在。但这个

"我"，就是造成烦恼的根本，以为有一个固定不变的"我"。这是"我"的理想、这是"我"的概念、这是"我"的家、这是"我"的朋友、这是"我"的孩子、这是"我"的财产……这一些东西牢牢的抓住不放的话，那就会产生很多烦恼，也没办法进入到无为的状态。

要把小"我"变成大"我"，然后变成无"我"。无"我"，能量才能够流动起来，有"我"的话，能量就非常有限。从不同的维度去思考，站在社会的这个角度，站在一个家族、一个民族、一个国家、再到整个人类、到整个地球的众生、甚至站在银河系、太阳系、乃至于整个宇宙……维度不一样，思考的东西也不一样。

在浩瀚的宇宙当中，地球就像一粒尘埃，反观人类显得是如此的渺小。但人的思维很难跳出来，站在更高维度去思考，那么就会困在自己思维的牢笼里。如何才能打开自己的思维？那就是要不断地提升自己的维度。

有一个学员说，惯性思维真的太可怕了。为什么呢？虽然我们学了很多理论，看了很多书，也知道了很多事情的规律，但是面对事情的时候，还是会用原来的思维模式去处理。

一个人会重复犯同样的一种错误，就是惯性思维形成的一种强大业力，当下定决心，跳出这种思维的陷阱，就能把困难转化成助缘。危机，在危险当中，机会也同时存在。

老话经常讲，不要吊死在一棵树上。我们可以从正面去看、从反面去看、从侧面去看、从上、从下都把它看一遍，就会发现有很多解决的办法。这就是"无"的重要性，乃至于无我相、无人相、无众生相、无佛像、无道像、无神像，就是这些东西，通通都不要去影响到自己，让自己完完全全的放空。那如何做到呢？

首先，要从我们的六根开始，无眼、耳、鼻、舌、身、意，无色、香、声、味、触、法，不被六根、六识、六尘所影响，无根，无尘、无识，这样才能到达无我相、无人相、无众生相、无寿者相，这在道家当中也叫作炼神还虚的功夫。

（九）再谈辟谷三字诀

复、服、伏三诀，复就是恢复的意思，服就是服气，另外一个伏，就是降伏其心的伏。我们看济公，就是降龙罗汉，还有伏虎罗汉，降龙、伏虎是什么意思呢？龙和虎经常比喻成精和气，或者心和息，一个是精，一个是气，一个是心，一个是息，休息的息也代表着呼吸。把心和气降服了，才能够让自己真正的定下来。

为什么要恢复呢？一个人精气神不足的时候，就需要通过一些方法，来让自己的精气神逐渐的恢复，慢慢地恢复到最佳的生理机能状态。那么就需要修复精气神。

成年人的精气神在不断地消耗，就需要调精、调气、调神。中医讲调精、补精、固精、然后填精、补髓。道家把它比喻成补亏，"亏"就是已经亏损了，已经损耗了很多。男士只要是漏精，先天纯阳之体就已经破了。女子第一次来例假的时候，纯阳之体也就破了。之后就开始不断地消耗先天的元气，年龄越大消耗的越多。如果再加上不规律的生活，以及七情六欲所影响，就会产生疾病。

很多人在生活和工作中，过多地流失自己的能量。人的六根，眼、耳、鼻、舌、身、意，对应色、身、香、味、触、法，这些不断地在运作，不断地在取舍……就会让自己心烦意乱，元气不断地流失。我们看正常的小孩本身元气特别充足，应该很健康的。但有些学习很好的小孩，身体往往不怎么好，是什么原因呢？就是学习太多东西了，超出了小孩当下可以承受的范围，就足以提前消耗掉他的精气神。

就像小孩刚出生，在应该吃奶的时候，你非要给他吃肉，就会造成积食导致消化不良。有人认为，小孩过早地学习太多的东西，会提前封印住先天的一些信息。

西游记中，孙悟空跟着唐僧遇到了六个盗贼，分别叫"眼看喜，耳听怒，鼻嗅爱，舌尝思，意见欲，身本忧。"孙悟空过去一棒把六个盗贼打死。这里说的是只有关闭六根，才能踏上取经之路。第一关，先把这六贼去掉。

当"六贼"影响不了你的时候，才算刚刚开始进入修炼的状态。所以，修复精气神很重要，一个人精气神不足，很难有精力去学习和创造。

一个人，精神不足的话，就有可能得抑郁症、躁狂症、甚至得更严重的精神疾病。所以，不要小看这个精气神，它是一切生命的基础，这个基础夯实了，遇到再大的挫折，它能够承载。

"复"字诀，就是让"精"开始充足，让"气"开始充足，让"神"开始充足。恢复的意思，就是补精、补气、补神。

《黄帝内经》中有四个字叫"积精全神"，精足神自然就足。精、气、神也是三位一体，就像一个等腰三角形一样，只有在精、气、神足的时候，身体复原了才有修炼的基础。

很多人在精气神不足的情况下，天天拼命地训练，殊不知这样的训练就是在消耗。你的神不足，身体的气脉通不了，越练身体越差，心越静不下来，这样障碍会很多。

服字诀。服炁，服食太和之炁。经常服气、养精、养气、养神。通过服炁的方法，从有为慢慢地进入无为，无为的时候，自然跟天地精神相往来，精、气、神慢慢的就足了。

在辟谷中，有闭精谷、气谷、神谷。食精、食气、食神，只是来补充精、气、神。记住精、气、神是相互影响的，一个人如果耗神的话，那就会消耗他的气，气不足，就没办法去生精，精不足的话，也没办法炼精化气。所以，三者是一体的，哪个失衡了，都会影响到另外两个，牵一发而动全身。在辟谷的过程中，要有一个整体的观，它一定不是单方面的问题，而是有很多因素综合在一起的。

要恢复精、气、神，就需要食精、食气、食神、补精、补气，补神，然后养精、养气、养神，炼精、炼气、炼神。这里面有个重要的心法，就是"伏"字诀。降伏其心，降龙伏虎，能让自己心闲无事，就可以"神返身中气自还"。那么，精气神自然会慢慢充足。

（十）如何固"精"

我们讲一讲如何固"精"，不让这个"精"流失，"精"有两个概念，一个是广义的"精"，一个是狭义的"精"。广义之"精"，指人体所有的精、液、血这些，当然包还包括了宇宙最精微的物质，也是生命能量的基础。狭义之精指的是生殖之精，系禀受于父母，与生俱来，为生育繁殖，构成人体的原始物质。《灵枢·决气》说"两神相搏，合而成形，常先身生，是谓精"。

固精最好的方法是"六根清净，心无挂碍"，这显然不是普通人可以做到的。下面介绍几个补肾气的方法，肾为先天之本，肾气足，精气神自己就好。

1. 温肾法

仰卧，将双手压在背后，外劳宫正对着两个腰肾的地方，放五到十分钟，双手掌压在下面，会出现麻、热、胀，甚至出汗（见图3-2）。

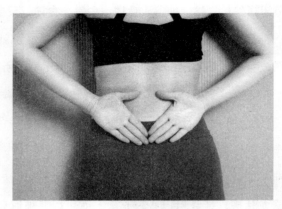

图3-2　温肾法

大家再看一下，这样子就会更清楚一点，躺着把它压着。那么，这个功法，晚上睡觉的时候和早上醒过来的时候，都可以将双手手臂贴紧两肾，这样子贴半个小时（见图3-3）。做的时候不要像这张图是双脚是伸直的，双脚可以屈膝让它靠近臀部。还有一种，双脚的涌泉穴相对，后脚跟尽量靠近会阴穴。

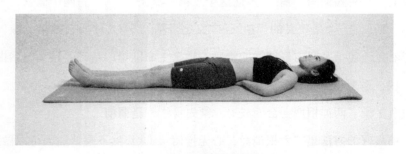

图3-3　外劳宫补肾法

像这个还阳卧的姿势，但是，手是放在腰下面，注意，是放在腰下面。这样练习三五天，一般情况你的脚就很有力气，整个人走路也很轻松，为什么？因为脚心它就是属于肾，大腿的内侧足厥阴经，就是肝经，外侧就是胆经，都可以拉到，特别是内侧，调肝经。

温肾法，大家要坚持做，睡觉前就这样子一放，特别是在十一点左右。十点半到十一点，我们练功的时候，说子时，一般要提前个半个小时，这样子才能够进入最佳的状态。比如说十一点，那就是十点半开始。早上起来的时候，五到七点，也可以这样做。这个动作对男士、女士都非常的好。

2. 还阳卧

自然平躺，两脚心相对，脚后跟尽量靠近会阴，能靠近最好，双手手心放在大腿的根部附近，掌心对着腹部。这样可以很快地把阳气和肾气调动起来（见图3-4）。

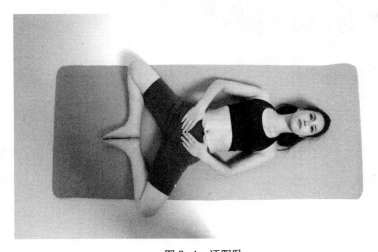

图 3-4 还阳卧

当然，你也可以双手叠在一起，就是男左女右，男的左手劳宫穴对着肚脐，右手贴在左手的外劳宫上面，也就是左手的手背上面。女的就相反，右手贴住肚脐，左手贴在右手手背上面。可是这样贴着，两个手臂可能会悬空，可以在身体两侧各放一个枕头或者放一些软的东西稍微垫一下，也可以垫一下大腿两侧的根部，这样更舒服一些。

再看一下混元卧，这个将手放在百会穴上，按男左女右的方法，左手放在百会上，另外一手贴在手背上，双手劳宫穴对着百会穴。这样子等于上下都交通（见图 3-5）。混元卧在传统当中也是一种很好的方法。

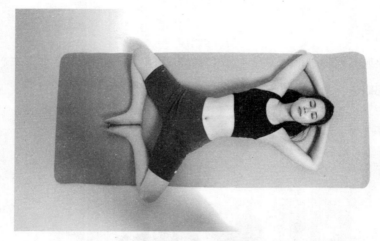

图 3-5　混元卧

混元卧，除了补肾气之外，对放松头部、失眠、神经衰弱，都有比较好的调理效果。我们看它就是两个圆圈，这个动作能够起到激发肾水的作用。两脚心属肾，涌泉穴激发肾水，然后拉伸肝经，这样有利于周身的气血循环，可以很好地锻炼到我们的肝和肾。

如果是青少年，就用混元卧。因为还阳卧，容易导致男性遗精或者女性白带……已婚或者身体比较虚的人，可以采用还阳卧或者温肾法。

当然，无论练习什么功法，都不要去熬夜，达到一个自然的状态，不要去撑，撑是什么意思呢？不要硬扛，练习一会儿，休息一会儿，再练习一会儿，然后就睡觉了，要自然。在练习的过程当中，如果出现"性"的兴奋，这个时候就要注意采药，收肾提肛，然后深深的吸气，闭目养神，注意力放在头顶百会穴。

这三种方法，大家可以任选一个练习一下，一次 10 ～ 20 分钟，能做半小时更好。

（十一）辟谷还原论

"还原"即返本归元，让生命还原到最初的状态。"逆则生，顺则死"，想要回到最初无为的状态，就要有"逆"向思维。

我们将所有的问题追根到底，会有什么发现呢？对一个困难进行反推，一层一层地往下推，是否能看到困难背后的程序呢？在辟谷时候，感觉到饥饿，特别想吃东西，或者身体乏力等种种的反应，你是否能看到这些反应的背后隐藏着什么样的程序呢？

一朵鲜花是深红色的，有着淡淡的香气，枝干上带着短刺，它象征着爱情，一朵代表情有独钟，三朵代表我爱你……它的名字就叫"玫瑰"。当你看到这段文字时，对不起，你已经被文化所熏陶了，思维已经被文化化了。当你被文化化之后，你看到玫瑰时自然会把它和爱情关联起来。这就有可能屏蔽你看到玫瑰本来的样子。

越简单的东西，越难以去相信，越难以去坚持，总想在简单的事情上面，把它复杂化。

《道德经》曰："为学日益，为道日损，损之又损，以至于无为。"[1] 在心性的

---

[1] 《道德经》，张景、张松辉译注，中华书局，2021，第 200 页。

训练上，需要用减法，灭掉嗔、痴、慢、疑，财、色、名、食、睡。看看自己的心胸是否变得越来越宽容？烦恼是否越来越少？欲望是否越来越简单？到最后，没有什么可以损去的，就到达无为的状态。如果心里总有牵挂，就要找到令你牵挂的原因，其实原因总离不开贪、嗔、痴、慢、疑，财、色、名、食、睡。用两个字概括就是"执着"。

辟谷的时候，要清净无为，怎么舒服就怎么来。不要强迫自己，不要勉强为之，过犹不及，保持中正平和就好。

那么，最基础的还原，就是精、气、神的还原。"神"凝气聚，凝神就能养气，养气就能生精。白玉蟾祖师说："昔逢先师传真口诀，只教凝神入气穴。"精气足，心神就能够专注、不散乱、不昏沉，又明朗活泼。凝神静气，聚精会神。如果静不下来，必然是"红尘未了"心有所牵挂。

未了的事情，躲是躲不开的，那就先把它了了。比如一些未了的债，不管是金钱上的债务，还是情债、父母债、儿女债等，如果没了，心很难真正地静下来。

（十二）火瑜伽

斋戒心清净，存神在丹田，

阳焰火腾空，焚身祛邪秽，

内外松通明。安心于气海，

无思亦无虑，凝神入气穴，

不吃不饥饿，越来越精神。

　　精足不思淫，气足不思食，神足不思睡。真正的辟谷是在气足的基础上，自然做到的。但辟谷的方法非常重要，从有为到无为。斋戒，从调整饮食和心性入手，达到身心清净。

　　如果身有疾患，先祛病疗疾，让身体康健，再逐步减少饮食，加上适当的导引练习，就能慢慢地过渡到服气辟谷的状态。这时，不想吃，几天不吃东西也不觉得饿，而且精神越来越好。

　　药王孙思邈在《存神炼气铭》曰："安心气海，存神丹田，摄心净虑，气海若聚，自然饱矣。"

　　这可以作为辟谷的口诀来练习，也可以和本书介绍的"调息止念"互相参照，大道至简，真正的东西，有时候就浓缩成几句话。

　　这里再介绍一个辟谷的小功法，简称"火瑜伽"。

　　姿势：可以盘坐，或者坐在凳子上，也可以站无极桩的姿势。采用坐姿时，双手十指微分，上下重叠，隔1厘米左右，男左女右在上，身体好的不挨着小腹。用无极桩的姿势，双手自然下垂于身体两侧。

　　无论是坐姿还是站桩，百会穴和会阴穴要在一条垂直线上，脊柱中正，下颌微收，双肩平顺，空胸松腰，舌顶上颚，面带微笑。这些细节不要刻意地去做，感觉到了就可以。如果有心脏病的舌头微顶门牙根部；肥胖没有低血压的舌头放在口腔中间；低血压、高血压将舌头稍顶上腭后部。整个姿势调整好了之后，在整个练习的过程中，保持姿势不动不摇，稳如泰山。

　　调整好姿势后，开始从头到脚一点点地放松身体，放松三遍后，进入观想的内容。

　　观想：身体差的人想着一团火；一般的人想着一个红色的灯泡；有精神分裂、神经衰弱症、情绪不佳的人，想着一朵红色的莲花在心脏位置正要开放，但没有开放。

　　观想的时候，注意九分放松，一分警觉。不要把画面想得很清楚，似有似无，想不出来也没有关系，有那么一点感觉就好。大约三至五分钟之后，把这团红光、莲花或者火，慢慢地往下移动，慢慢地往下照，一直到小腹下丹田的部位。

　　继续观想下丹田的火光，红光或者莲花的光辉在慢慢地开放，小腹里边的那团火慢慢地燃大了，感觉小腹慢慢地发烫，温度慢慢地增加，红光照亮你的五脏六腑、四肢百骸、净化身体的每一个细胞。这样观想十五至三十分钟。

　　如果观想火，就让火焰燃烧掉整个身体负面的信息、燃烧掉所有的病痛、最后把自己和周围的空间都燃烧掉，只剩下熊熊烈火。观想莲花时，可以配合呼吸，吸气时莲花合起来，呼气时莲花放出红光，照耀全身。在整个观想的过程中，注意一切现象顺其自然，意念要轻，不要用意过重。

　　收功：意念将红光，或者火收到下丹田，静坐三至五分钟。然后搓热双手，干洗脸、干梳头、鸣天鼓、拉耳垂，再搓热双手搓命门两侧的双肾，最后用空心掌轻拍全身。

（十三）调息止念

双手握固，

内观神阙。

调息止念，

返观觉照。

腹式呼吸，

细匀慢长。

动则施功静则眠。

双手握固，双手大拇指掐住无名指的根部，然后握拳，似握非握，放在膝盖或者大腿上。

内观神阙，就是将我们的注意力放在我肚脐里面，慢慢的调整呼吸，让自己的念头平静下来。

怎么返观呢？

双眼和眉心，三颗星三光汇聚，就好像三个手电筒聚成一个探照灯，照到神阙的位置。要闭眼返观内照，正常情况下，你身体一放松，三光汇聚到神阙，感觉肚脐里面暖暖的。这个时候做顺腹式呼吸，呼吸时缓缓地，做到细、匀、慢、长。

我们有精神的时候，清醒的时候，有妄念的时候，就要调整呼吸，慢慢地返观觉照。等到没什么杂念时，感觉到困的时候，就自然安住在静的状态中，或者直接睡觉。

真正训练的时候，一人一个房间，把窗帘拉上，在黑暗的空间里面，万缘放下，忘记时间。清醒的时候，就调息止念，困了就躺下去睡觉。这个过程千万不要人为地强制性地控制自己，要无为而为，想坐就坐，想躺就躺，想干吗干吗，不要约束自己。当然，也不要放纵自己。既无拘无束，又念念不忘，觉照不丢。

这么训练，进步会很快，但要注意越简单越好，不要什么功法都练，这样的话气就不纯，就像欧阳锋一样，练得气血倒流，把自己给练疯了。调息的功法，选择一个就好，如果练习两个不同体系的方法，体内的气就杂乱。

有时间，你就是调息止念。注意一定要全身放松，不要刻意地去控制呼吸。慢慢地感受，吸气的时候，肚脐区域微微往前鼓起，呼气的时候自然放松，肚脐贴命门，有这样一个念头就可以，不要用力。

调息止念的口诀，看起来很简单，但当初从老师那得到口诀是相当不容易的。只要你能够坚持不断地练习，对身心的健康有很大的帮助。

二、经脉流注与井穴应用

1. 子时（23:00 ～ 01:00）足少阳胆经

子时阴气至极而衰退，阳气萌动，天地阴阳之气交替之时，是练功最佳时机，但普通人最好在子时前入睡，胆才能更好地代谢排毒。

如果胆经出现异常，身体可能出现胸胁痛、口苦、偏头痛，外眼角痛等。凡本经脉所经过的部位有相关病症的，都可以从胆经入手调理。

足窍阴穴：足第四趾甲外旁后侧凹陷处。胆经井穴，可治胆囊疾病（患者音调高昂、眼中无光彩、吐酸苦之黄水、舌苔黄腻、面无光彩。）因为此经脉通过身体侧面亦可治身侧痛感，胆囊乃储肝所分泌之胆汁、解毒兼消化，亦与血糖浓度有关。若胆经病变亦会引起失眠，故此穴亦可治失眠。

2. 丑时（01:00 ～ 03:00）足厥阴肝经

丑时对应肝经，这个时间段也是睡觉排毒的最好阶段，如果熬夜不睡觉，就会导致第二天头脑反应迟钝、口苦，情绪暴躁不稳定的情况。

如果肝经出现异常，身体可能出现口干舌燥、口苦口臭、两肋胀痛、睡眠不稳、疲倦乏力、不思饮食、恶心呕吐、腹泻等各种不适。凡本经脉所经过的部位有相关病症的，都可以从肝经入手调理。

大敦穴：足拇趾外后侧凹陷处。肝经井穴，可治疗肝病及夜尿频多（肝肾功能不佳），因其经大腿内侧，故亦可治大腿内侧之疼痛。

方法及疗效 1：在与心痛部位对侧的大敦穴处放血，可治疗突发性心痛且出汗的病症。

方法及疗效 2：用手指指甲刺激大敦穴、脾经上的三阴交可让心情开朗，精神振作。

3. 寅时（03:00 ～ 05:00）手太阴肺经

寅时凌晨三点至五点，此时肝经过新陈代谢，将新鲜的血液提供给肺，再由肺送往全身，这个时候最好能够深度睡眠，因为人体气血的转换必须通过深度睡眠来完成。大多数病人最后是因为心肺衰竭而死亡，所以在寅时死亡人数最多，如果在照顾患者，这个时间段要非常注意。

如果肝经出现异常，身体可能出现咳嗽、喉痛、感冒恶寒、胸闷胀痛、肩背上肢曲侧前缘疼痛等。所有经脉所经过的部位有相关病症的，都可以从本经脉入手调理，这就是"同经同气相求"的道理。后面介绍的经脉不再一一说明。

少商穴：大拇指内旁后侧凹陷处。肺经井穴，主治肺系毛病，诸如肺病、鼻炎（流鼻涕）、哮喘、呼吸微弱、窒息、缺氧昏迷、感冒。如感冒症除流鼻涕外并发喉痛咳嗽，则需兼按摩三焦经之关冲穴。也就是说，感冒时只流鼻涕则只按少商穴，如扁桃腺发炎则须兼按关冲穴。也可以采用一次性采血针，在两手的少商穴、商阳穴和关冲穴放几滴血。

4. 卯时（05:00 ～ 07:00）手阳明大肠经

寅时通过肺将充足的新鲜血液布满到全身，然后促进大肠进入兴奋状态，完成吸收食物中的水分和营养排出渣滓的过程。因此，养成清晨起床后排便是一个很好的习惯。但排便还需要胃气来辅助排毒，所以很多人是吃饭完，胃气足了才开始排便。想要排便更加顺畅，可以在卯时多练习揉腹。

卯时阴阳调和，适合采气练功，吐故纳新。传统上认为，采气要在六阳时练习，到了中午以后就不适合采气了。

如果大肠经出现异常，那么病人可引起下牙痛、咽喉肿痛鼻出血、口干、上肢伸侧前缘疼痛、食指运动障碍等。

商阳穴：食指指甲旁后侧凹陷处，靠大拇指指边。大肠经井穴，主治大肠炎、便秘、齿痛、咽喉肿痛、手指麻木、热病等。

5. 辰时（07:00 ～ 09:00）足阳明胃经

辰时胃经当令，这个时间段应该吃早餐，给身体提供营养。经常熬夜不吃早餐的人，容易因为胃分泌胃酸而产生胃痛的毛病。早餐宜吃稀饭或豆浆等容易消化的食物，少吃肉类。

胃经主治肠胃等消化系统、神经系统、呼吸系统的某些病症，咽喉、口、牙、鼻等的病症，以及胃经所经过的腿部、侧面腹部、胸部和头面部的很多毛病。

如果胃经出现异常，病人可能出现高热汗出、鼻衄、口唇发疹咽喉肿痛、精神失常、惊悸、狂躁、浮肿、脱腹胀满、肠鸣、易饥、头痛、鼻腔发炎等。

厉兑穴：足次趾外旁后侧凹陷处。胃经井穴，可治胃病、胃痛、消化不良，由于胃主消化，若功能不佳会导致血糖（血中葡萄糖）浓度不足而引起失眠症（睡眠时，人脑部仍在学习记忆白天所经历之事，而葡萄糖是脑部细胞能用的唯一种营养，导致胃病者常失眠），故此穴亦可兼治失眠。

足三里：足三里可治胃寒、腹胀、反气、便秘、腹泻等消化系统疾病。另外，像下肢肿痛、小便不利、耳聋耳鸣、坐骨神经痛等也在它的调治范围内。像排卵期腹痛、慢性盆腔炎、痛经、乳腺增生等女性的常见妇科病，用足三里穴也非常有效，因为这些妇科病常年不愈都跟胃气不畅有关系。

6. 巳时（09:00 ～ 11:00）足太阴脾经

脾在这个时候开始运化，把早餐吃进去的东西消化掉。"脾主运化，脾统血。"脾是人体消化、吸收、排泄的总调度，又是全身血液的统领。如果在巳时有空闲，可以练习漱口水的功法，来促进脾的运化。

如果脾经功能出现异常，那么病人可能出现食欲不振、倦怠无力、脘腹胀满、大便溏泻、嗳气、呕吐、矢气、黄疸、舌根疼痛、舌运动障碍、下肢内侧肿痛或厥冷、足大拇指运动障碍等。

隐白穴：脚拇趾内后侧凹陷处。脾经井穴，治脾气不佳、焦虑、紧张、暴躁、手脚冰冷，口干舌燥。因脾管气血生化，故亦可治失血病，如咯血、吐血、鼻出血、胃出血、子宫出血、直肠出血等出血症。另可治糖尿病及痛经。

7. 午时（11:00 ～ 13:00）手少阴心经

午时是一天阳气最旺的时候，也是天地气机的转换点。"心主神明，开窍于舌，其华在面。"人体血液是靠心气推动来完成行循，以养神、养气、养筋。因此在午时睡上片刻，有莫大的好处。如果患有和心脏相关的疾病，这个时候症状可能会加重，最好以养心休息为主。午时睡觉最好不要超过 30 分钟，有条件者可以打坐静心，也可以练习"瑜伽休息术"。

如果心经功能出现异常，那么病人可能出现心前区疼痛、咽喉痛、咽干口渴、上肢屈侧后缘疼痛或厥冷、掌心发热等。因为"心主神明"，很多精神上的问题也和心经异常有关系。

少冲穴：小指指甲内后侧凹陷处。为心经井穴，主治心跳太快（心悸）、心病。心脏病发病时可迅速压按此穴，如心悸，可兼试督脉井穴人中必有一穴位可获速效，使心跳恢复正常。

除了按压穴位外，还可以迅速以指提捏或提拨腋前大筋和腋下极泉，以救治心脏病急性发作，如心绞痛、心梗，往往会收意想不到的效果。

极泉穴的拨动方法：中指在右极泉穴处（异位心例外）将肌肉向后推然后向前拨，如此后前拨动，患者如触电般筋麻至手，则说明拨法正确。若无此感觉，则需调整角度、力度。

腋前大筋拿法：以拇指和食、中、无名指提捏右侧大筋，向前拉放，连续三次。同时密切观察患者面色、表情及呼吸变化，如果拿捏到位，心前绞痛或压榨感瞬间即可消失。若三次不行，可以连续提捏六次或九次。腋前大筋为厥阴循行路线，与心腹内关谋同理同气；依此亦知，提捏股内侧大筋亦会有同样效果。

8. 未时（13:00～15:00）手太阳小肠经

小肠主吸收，它的功能是吸收被脾胃腐熟后的食物精华然后把它分配给各个脏器。如把水液归于膀胱，糟粕送入大肠，精华上输于脾。小肠经在未时对人一天的营养进行调整。如小肠有热，人会干咳、排屁。此时多喝水、喝茶有利小肠排素降火。

小肠经在头面分布较多，并与心的关系密切。如果小肠经出现异常，那么可能出现耳鸣、耳聋目翳、咽喉疼痛、下颌及颈部肿病、头不能转动、上肢伸侧后缘疼痛等。

少泽穴：小指甲外旁后侧回陷处。小肠经井穴，可治小肠炎（腹泻）。由于此经亦上行至眼角旁之睛明穴，亦可用来治白内障。此时在少泽放几滴血，疗效更显著。

此外，小肠经亦通过眼睛与鼻梁交会之睛明穴，故按摩睛明穴可强化视力，而小肠经之井穴为少泽穴，故少泽穴放血可治白内障。此二穴每天刺激三十分钟，三个月后可减少近视约五十度。另外，少泽穴放血还可以治急性乳腺炎。

9. 申时（15:00 ～ 17:00）足太阳膀胱经

申时膀胱经当令。膀胱储藏人体水液和津液，水液排出体外，津液循环在体内。这个时候适合喝下午茶，有利于排毒。如果有时间，到户外再练一小时的漱口水就更好了。

膀胱经是一条非常重要的经脉，所联系的脏腑较多，诊病的范围也比较广。如果膀胱经出现异常那么可能出现小便短少或遗尿、眼球胀痛、流泪、鼻衄、耳鸣、癫病、精神错乱、中风失语、半身不遂、痔疮、腓肠肌与足小趾等处疼痛或运动障碍等。

至阴穴：足小趾外旁后侧凹陷处。膀胱经井穴，主治膀胱无力、小便不畅、夜尿频多、失眠（夜尿会导致失眠）。由于此经通过身体背部各脏腑之俞穴，俗曰："新病求之俞。"故亦可能导致其他毛病。若你在其他井穴找不到疼痛之反射穴点，可一试此穴。俗话说得好："垫脚跟小便可强肾乃因垫脚跟时刺激了至阴穴之故。

膀胱经通过背部十二脏腑之俞穴后到达头顶之百会穴，故头痛时若因十二脏腑病变所引起，按摩百会穴也可以缓解。女性例假前，腰部酸疼者，可以艾灸至阴穴而得到解决。

10. 酉时（17：00～19：00）足少阴肾经

酉时肾经当令。人体经过申时泻火排毒，肾在酉时进入储藏精华的阶段。此时不适宜太强的运动量，也不适宜大量喝水。

肾为先天之本，是人体一切机能的发源地，并主宰着人的生殖功能。如果肾经出现异常，那么病人可能出现水肿、小便短少或尿闭、气短喘促、坐卧不安、心悸、口舌干燥、咽喉肿痛、胸痛、黄疸、慢性腹泻、食欲不振、腰脊疼痛、下肢无力、足心发热等。

涌泉穴：它位于足底前掌拱起之凹陷处（蜷足时），可治手足冰冷之失眠、肾虚、妇科疾病。当人无精打采时，可压按涌泉穴十分钟，可以迅速恢复精力。

不论您身体有什么毛病，都能通过振奋肾经的经气进行调治，而涌泉穴便是其中的关键。善待涌泉穴，涌泉穴便会还您一个健康人生，像口腔溃疡、心绞痛、白发、过敏性鼻炎、糖尿病、皮肤粗糙等病症，都可以用涌泉穴这个第二长寿大穴来调治。

11. 戌时（19：00～21：00）手厥阴心包经

心包是心的保护组织，又是气血通道。心包经戌时最旺，可清除心脏周围外邪，使心脏处于完好状态。心包经主喜乐，这时适宜看书、听音乐、跳舞等来释放压力，舒畅心情。如果你觉得中指发麻，那就是心包出问题了，因为心包经走中指；如果你觉得小指发麻，那是心脏有问题。

心包经出现异常，那么病人可能出现心悸、心烦、胸闷、胸痛或心前区痛、精神失常、上肢屈侧疼痛、掌心发热等。

如果患有心悸或高低血压者，在这个时间段容易发作。发作时应急按压中指中冲穴、人中穴，让心跳恢复正常。如伴有心绞痛，再按压小指少冲穴。如果你记不住穴位，一定要记住抓腋前大筋和弹拨腋下极泉的方法。

中冲穴：中趾甲旁靠示指旁后侧凹陷处。心包经井穴，主治心痛、心烦、心病、目黄、狂笑、掌心炎热、腋窝肿胀及高低血压。

12. 亥时（21：00 ～ 23：00）手少阳三焦经

三焦是人体六腑中最大的腑，具有主持诸气、疏通水道的作用。亥时三焦能通百脉，如果在亥时入睡，百脉可得到最好的休养，对身体尤其是美容十分有益。

由于三焦是人体元气、津液运行的道路，一般辟谷复食选择在亥时，当喝完小米粥（或蔬菜羹），马上就去打坐，坐到自己不想坐再结束。

如果三焦经出现异常，那么病人可能出现耳聋、耳鸣、咽喉肿痛、眼外角痛、颊部痛、耳后痛、侧头痛、前臂伸侧疼痛与无名指运动障碍等。

关冲穴：无名指指甲外旁后侧凹陷处。三焦经井穴，主治感冒发烧、喉痛、咳嗽、头痛等上焦病变，亦可治颈椎变形。嘴里发苦，舌头发干，浑身无力。

三、琼瑶真人七星针治病诀

头项强疼痛不禁，试针须使后溪寻。

背中臂膀肩中痛，中渚如针真万金。

腹与夹脐疼不休，阴陵穴中水无忧。

疝癖胃寒留三里，胸中疼痛大陵求。

两胁阳陵痛更悠，腰膝疼痛委中廖。

世上黄金容易得，七般针法少人收。

后溪:《金鉴》中说，"盗汗后，溪穴先砭。"后溪穴是一个很有用处的人体穴位，它位于小肠经上，是人体奇经八脉的交会穴，与督脉相通，能泻心火、壮阳气、调颈椎、利眼目、正脊柱。在中医的临床上，不管是人体颈椎出了问题，还是腰椎出了问题，或者眼睛出了问题，在治疗的时候都会用到这个穴位。

中渚: 中渚穴的穴位名出自《灵枢·本输》，别名下都，是手少阳三焦经的经穴。每位女性都会面临更年期，并多多少少会有一些更年期的症状，如头晕、目眩、焦虑、耳鸣、失眠等等。按压中渚穴，能够对更年期综合征进行有效调理，保证中年女性朋友的身心健康，提高生活品质。

阴陵泉: 小便不利、腹胀、腹泻、水肿、黄疸。

三里: 急慢性胃炎、胃溃疡、神经痛。

胃肠虚弱、胃肠功能低下、食欲不振、瘿气、肠雷鸣、腹泻、便秘、肝脏疾患、胃痉挛、急慢性胃炎、急慢性肠炎、胃下垂。

《灵枢》:"邪在脾胃，则病肌肉痛，阳气有余，阴气不足，则热中善饥；阳气不足，阴气有余，则寒中肠鸣腹痛。阴阳俱有余，若俱不足，则有寒有热。皆调于足三里。"早晨正准备出门，突然感到胃部抽搐，或者遇到胃腹闷胀、吐酸、呕吐、腹泻、便秘等症状。只要经常按摩足三里穴，就能够达到治疗保健效果。

大陵: 失眠症、心胸痛、心悸、精神病。

口臭、失眠、心胸痛、心悸、精神病、呕吐、胃痛、胃炎、头痛、肋间神经痛。

阳陵: 长期筋骨僵硬、酸痛，容易抽筋的人，只要平时多多按压这个穴位，就能得到改善。

　　抽筋、筋骨僵硬、酸痛、肋间神经痛、肩关节痛、膝关节痛、胃溃疡、肝炎、高血压、胆绞痛、胆囊炎、胆道蛔虫。

　　委中：委中穴是中医针灸经络中的四大总穴之一，因此，在古代的经诀歌中就有"腰背委中求"之类的句子。在《幼科铁镜》一书中也云："惊时若身往前扑，即将委中穴向下掐住，身便直。"腰腿无力，腰酸背痛，几乎成了每一个现代文明人的通病，此时，只要经常按摩委中穴，就有助于强化腰腿力量、祛除腰酸背痛。

四、五总穴

肚腹三里留，

腰背委中求，

头项寻列缺，

面口合谷收，

心胸内关谋。

　　点穴疗愈：不管是在辟谷中，还是平时身体的病痛，都可以根据以上的穴位按压调理。在找穴位的时候，参考标准穴位图，然后用手指或点穴的工具，在标准穴位的位置上以及穴位周围按压，寻找到最痛的点，这个最痛的点就是"阿是穴"。按压穴位 10 ～ 15 分钟，同时要将注意力放在患处，去感受患处的变化。取穴调理可以遵循"左病右治，右病左治，上病下治，下病上治，前病后治，后病前治，阴病阳治，阳病阴治，中间有病四肢治"的原则。

五、辟谷方与复谷食谱

（一）辟谷方

（1）养元汤：黄芪 15 克、枸杞 15 克、黄精 20 克、红枣 9 颗

（2）补气汤：大枣 9 ～ 12 粒一切为二、桂圆肉 15 粒，枸杞 30 粒，煮水当茶饮。（糖尿病红枣减半、不能放桂圆，高血压者红枣减半、不能放桂圆。）只能喝水不能吃果肉。辟谷第 4 ～ 7 天可以喝。

（3）山药排毒健脾益气汤：第 8 ～ 14 天。每天煮山药水去皮切片、切丁、排碎都可以（300 ～ 500 克），新鲜的怀山药为好（小的铁棍山药），煮开 30 分钟至 1 小时，只能喝水不能吃山药肉。

注：山药味甘温，补虚羸，除寒热邪气；补中，益气力，长肌肉；久服耳目聪明，轻身，不饥，延年。（神农本草经）

山药色白入肺，味甘归脾，液浓益肾，能滋润血脉，固涩气化，宁嗽定喘，强志育神，性平可以常服多服。（医学衷中参西录）

（二）复谷食谱

小米白菜粥：小米＋白菜＋蛋花
山药红枣粥：小米＋山药＋红枣＋桂圆

什锦水果粥：小米＋苹果＋香蕉＋山楂

牛奶粥：小米＋牛奶＋蛋花＋花生米

红枣核桃粥：小米＋红枣＋核桃

豆腐白菜粥：豆腐＋白菜＋银饵

山菌蔬菜汤：香菇＋木耳＋蔬菜＋淀粉

蛋花挂面汤：挂面＋蛋花＋青菜

黄精神仙汤：黄精＋大枣＋枸杞＋蜂蜜

鸡蛋饼：鸡蛋＋面粉＋水，打糊，摊成薄饼

鸡蛋羹：鸡蛋＋蔬菜末，蒸熟

神仙粥：复食调养方。山药蒸熟，去皮一斤。鸡头实半斤，煮熟去壳（壳），守捣（捣）为末，入粳半升。慢火煮成粥，空心食之。或韭子末二三雨（两）在内，尤妙。食粥后，用好热酒饮三杯妙。此粥，善补虚劳，益气强志，壮元阳、止泄精。

六、四季辟谷与养生

（一）春季摄生

"春日是万物发荫，生命复苏之时。阳春布德泽，万物生光辉。"大地充满生机，自然生命忙于交配繁殖，人类亦生机蓬勃，精神焕发。春属东方，五行归木，于脏为肝，于窍为目。养生之道应与时动。

邱处机《摄生消息论》说："春三月，此谓发陈。天地俱生，万物以荣。夜卧早起，广步于庭；被发缓行，以使志生。生而勿杀。与而勿夺，赏而勿罚；此养气之应，养生之道也。逆之则伤肝。肝木味酸，木能胜土，土属脾主甘，当春之时，食味宜减酸益甘，以养脾气。"

（二）春日养生之法

一是修养肝气法：见《黄庭内景五脏六腑补泻图》，"以春三月朔旦，面东端坐。叩齿三通，闭气九息，深呼吸九次，吞气咽下，以补肝脏受损，以享青龙为荣。"

二是采用六气吐纳法的嘘法治肝：以鼻渐渐引长气，以口嘘之。肝病用大嘘三十遍，以目睁起，以出肝邪气，去肝之邪热，亦去四肢壮热、眼昏、赤红、风痒等症。数嘘之，绵绵相次。不绝为妙。疾平即止、不可过多为之，多则损肝气。病止又恐肝嘘。当以"嘘"字作吸气之声以补之，使肝不虚，而他脏之邪不得人。

三是做肝脏导引法：治肝，以两手相重按肩上，徐徐缓身，左右各三遍。又可正坐，两手相叉，反复向胸三五遍。此能去肝家积聚风邪毒气。不令病作。一春早暮。须念念为之，不可懈惰。

道教养生格言：寒欲渐着，执欲渐脱。（《混俗颐生录》）

（三）夏季摄生

夏日是天地万物生长之时，天地气交，万物华实，山川竞秀，生命壮盛。夏属南方，五行归火，在人主心，夏日摄养宜以养心气为主。

邱处机《摄生消息论》说："夏三月，属火，生于长、养心气、火旺，味属苦。火能克金，金属肺，肺属辛，当夏饮食之味，宜减苦增辛以养肺，心气当呵以疏之，嘘以顺之"。

"故夏三月。欲安其神者，则含忠履孝，辅义安仁；安息火炽，澄和心神；外绝声色，内薄滋味；可以居高朗。远眺望；早卧早起，无厌于日，顺于正阳，以消暑气。逆之则肾心相争，火水相克，火病由此而作矣。"

（四）夏季养生

一是六字气决的呵字诀。《黄庭内景五脏六腑补泻图》："治心脏用呵法，以鼻渐长引气，以口呵之，皆调气如上，勿令自耳闻之；然后呵之。心有病，用大呵三遍，细呵十遍，去心家劳热，一切烦闷，疾差止，过度损。"

二是心脏导引法《黄庭内景五脏六腑补泻图》："可正坐，两手作拳，用力左右互筑，各五、六度，又可正坐，以一手向上，拓空如拓重石。又以两手急相叉，以脚踏手中，各五、六度。去心胸间风邪诸疾。闭气为之，毕，良久闭目，三咽液，三叩齿而止。"以上方法四、五月行之。

道教养生格言：大汗能易衣佳，或急洗亦好。（《三元延寿参赞书》）

（五）秋季摄生

秋为肃杀之季，阴气渐盛，阳气渐收，天高气急。景物萧条。人的身心保养也应随之奉收。秋属西方，五行归金，在人主肺。故秋季养生以养肺为主。

《素问·四季调神大论》说："秋三月，此为容平。天气以急；地气以明。早卧早起。与鸡俱兴。使志安宁，以缓秋刑。收敛神气，使秋气平。无外其志。使肺气清。此秋气之应，养收之道也。逆之则伤肺。"

邱处机《摄生消息论》说："秋三月、主肃杀，肺气旺，味属辛，金能克木，木属肝，肝主酸。当秋之时，饮食之味，宜减辛增酸以养肝气。肺盛则用咽以泄之。立秋以后，稍宜和平将摄、但春秋之际故疾发动之时，切须安养，量其自性将养。"

（六）秋季摄养之法

一是六字气诀中呬字决。《黄庭内景五脏六腑补泻图》治肺吐纳用呬法。以鼻微长引气，以口呬之，勿令耳闻。皆先须调气令和，然后呬之。肺有病；用大呬三十遍，细呬三十遍。去肺家劳热上气咳嗽，皮肤疮痒四肢劳烦，鼻塞，胸背疼痛；依法呬之。疾消即上。过度则损。

（七）冬季摄生

冬为闭藏之季，万物潜藏闭伏，阳伏于下，阴气最旺。昆虫蛰伏，草木枯凋，水冰地冻。人的身心保养应顺阳气闭藏。冬属北方，五行归水，水主闭藏，在人主肾。因而冬季又以固精养肾为主。

（八）冬季摄养之法

《素问四季调神大论》说："冬三月，此谓闭藏。水冰地坼，无扰乎阳。早卧晚起。必待日光，使志若伏若匿，若有私意，若已有得，去寒就温，无泄皮肤。使气亟夺。此冬气之应，养藏之道也。逆之则伤肾。"

邱处机在《摄生消息论》指出："冬三月，天地闭藏；水冰地坼，无扰乎阳，早卧晚起，以待日光，去寒就温，毋泄皮肤，逆之肾伤，春为痿厥，奉生者少、斯时伏阳在内，有疾宜吐，心隔多热所忌发汗，恐泄阳气故也。"又说："饮食之味，宜减酸增苦，以养心气。冬月肾水味咸，恐水克火，心受病耳，故宜养心。"

一是六字气诀的吹字诀。《黄庭内景五脏六腑补泻图》："治肾脏吐纳用吹法、以鼻渐长引气，以口吹之。肾病，用大吹三十遍，细吹十遍。能除肾家一切冷、腰疼、股冷、腰脚沉重，久立不得，阳道衰弱；耳中虫鸣，及口中有疮，是肾家诸疾、诸烦热皆去之。数数吹之，相次勿绝、疾差则止。过度则损。"

七、如何平息情绪的风暴

一个人要如何平息情绪的风暴？如何做情绪的主人？如何改变不良的业力习惯？

当你处在焦躁不安、嗔恨、绝望等低落的情绪时，大脑里的想法根本停不下来，一会回忆过去，一会又在联想未来，当你沉浸在情绪中不能自拔时，却忽略了身体的感受。

比如你看不惯他人的某种行为（包括亲人），就可能引发自己的情绪而感到痛苦、嗔恨等，但在此同时，身体的一些肌肉会变得紧张、呼吸变得混乱、局促、微弱、甚至窒息。

如果你此时忽略了身体的感受，还在专注于大脑的想法，就会越想越多，越想越乱，根本停不下来。因为大脑的思维，安装了太多后天的概念和经验，喜欢积极地编造各种形形色色的故事和逻辑。但糟糕的是，这样的行为正在并不断地加强和认同自己的想法以及痛苦的感受，最终形成演变成一种强大的习惯。这种习惯如同"巴浦洛夫"的条件反射一样，当相应的条件出现时，它必然要做出回应，由不得自己。

当很多习惯形成了条件反射时，你的行为就变成了一种上瘾的机制。不是控制不了情绪，也不是不知道某些行为会伤害自己和他人，往往是明知故犯，看似由不得自己，其实是在那种行为中得到了某种快感，就像"多巴胺""内啡肽"的奖赏一样。你想通过大脑的思维来改善这种行为是很困难的，大脑喜欢编织谎言，很多人也喜欢谎言，一辈子在自欺，欺人，被人欺。

既然通过大脑的思维来控制情绪很难做到，那么从身体本身入手会怎样呢？任何的情绪多会引发生理的变化，当你的大脑不去思维，不去分析，不去评判时，而是用心去感受身体的变化。你会发现，情绪生起的时候，身体有很多反应，比如肩膀紧张、胸口发闷，头晕脑胀，呼吸急促等。你只要不去关注自己大脑的想法，而是如实地观察身体本身，就能感受到情绪背后有一股气，你就去观察这股气的运行和变化，观察这股气的生起和消失，这样你就有机会转化和释放这股影响你情绪的气。

所以，要学会观察和体验情绪背后的那股气，要停止大脑里的想法和毫无意义的对话，更不要习惯性地对自己和他人进行评判。

放下分别心，本有的智慧才能显现。当内心没有分别的时候，我们才有可能看到问题的根本所在。从根本上讲，万法同根同源，我们与所有的生命体都有着千丝万缕的联系。因为后天意识的熏习，让人的内心有了各种知见，各种概念，有了各种对错、好坏、善恶、美丑等分别，让人认假成真，从而远离了真相。

让自己静下来，用心去感受身体，每一次到感受情绪背后的那股能量，就是对自己身心的一次净化，经由它回归内在的寂静。

放下分别心，直接感受身体，观察情绪背后的那股能量，看它的生灭与变化，慢慢地就能够驾驭情绪，做自己心的主人。

我有个朋友修行多年，对佛学、心理学等颇有研究，但遇到事情时，总是控制不住自己的情绪。后来我让她练习这个方法，效果显著。方法很简单，有兴趣的朋友不妨一试。

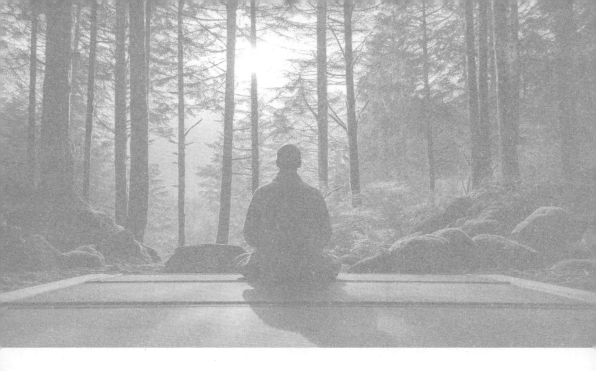

第四篇

绝学功法

一、洗髓功：5 分钟精力充沛的秘诀

洗髓功是本门秘不外传的功法，练习起来简单、有效。在教学的过程中，为了能够适应更多的练习者，所以添加了贴墙松腰、面壁蹲墙功作为洗髓功的过渡。

在开始练习前，我们需要了解一下"松"的概念。记得刚接触太极拳的时候，师父常说话"不知紧，焉知松"。没有紧的体验，就不知道松是什么样的感觉。这是一种相对的概念，有对比才能更好的去理解。如果没有参照物的对比，容易形成主观的臆想，不能客观的看待事物。

练功的时候，很多人认为自己已经放松了，但其实自己还处在一种紧张的状态。不管是太极、瑜伽、冥想等方法，松从一开始就贯穿着整个过程。在练习的过程中，保持观照，特别是很用功的时候，更需要提醒一下自己放松。这一点很重要，甚至在生活和工作中也是如此，只要自己用意念想一下放松，就能立刻感觉到效果。

身体疼痛、僵硬的话，就是经常处在紧张的状态中导致的。洗髓功的第一步先从放松开始练习。为什么呢？打个比喻，就像我们要在一块地里播种子的时候，需要先翻一下土，把硬邦邦的土先松一松，这样种子才能有合适的土壤生长。如果不松土，存活率就很低。

人的身体也是这样，特别是现在大多数人为了工作，缺少锻炼，身体和韧带、肌肉经常处在紧张的状态，就更需要经常做一下放松的训练。

太极拳泰斗吴图南先生说："松的目的有两个，一个是卫生保健目的；一个是技击目的。保健目的是松以达静，包含思想放松和肌肉放松，以消除精神和身体之疲劳，增进新陈代谢之机能，调节呼吸，血液循环，消化系统，减缓衰老进程，达到健康长寿之目的。"

第一，贴墙松腰（见图4-1）。双脚并拢，脚跟靠墙站立，背部、臀部贴墙，要注意尾闾微收，命门外鼓。正常的骨盆中立位，腰部和墙之间大约自己的一手掌厚度，距离过大则前倾，没有空隙则有骨盆后倾的问题。骨盆前倾同时会造成脊柱曲度的改变而站立体式有助于找到骨盆和脊柱的正常位置，强健腿部肌肉。（每次训练5分钟）

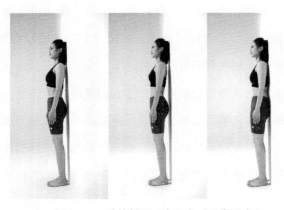

图4-1　贴墙松腰　左1为一手掌厚度

第二，面壁蹲墙功（见图4-2）。蹲墙是内家拳的一个松腰的秘法，也是基本功。蹲墙方法简单易学，不出偏，如能坚持锻炼，会有意想不到的效果。

蹲墙功的功效：增强腿部力量，拉伸脊椎，防治脊柱疾病和由颈椎引起的全身疾病。治疗便秘、肥胖、高血压、消化不良、腹胀、头晕、频尿遗精、月经不调等。调理周身气机，对于全身疾病有神奇的疗效！

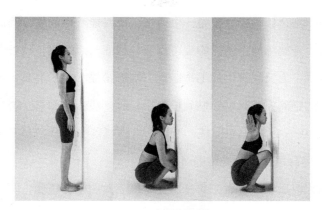

图 4-2　面壁蹲墙

（一）蹲墙功的方法

功前准备：选择一个光滑洁净的墙面，避免划伤或弄脏鼻子、前额等。不要过饥过饱，过饥没有足够的体力，过饱腹部食物充斥，不利于下蹲。穿相对宽松的衣服与平底鞋子。

调整身形：面向墙壁站立，两脚并拢，脚尖顶墙根，全身放松，周身中正，两眼轻轻闭合。两肩前扣，含胸收腹，额头贴墙，鼻尖轻贴墙面，腰后突下蹲，头中正，不可倾斜。身体完全蹲下后，再缓缓上起。如此反复。

调整意识：开始时心神宁静、放松，然后专注于做下蹲上起，使动作合度。等蹲起动作熟练之后，可在上起时想着头顶百会处，下蹲时意守下丹田使腰放松。

调整呼吸：开始时自然呼吸，随着蹲起次数的增加，呼吸会变得深长或略有些急促，此时注意调整蹲起的速度，不要过快，使呼吸与蹲起配合协调，逐步变得深长匀细。

循序渐进，持之以恒：养生是一个习惯，不可能一蹴而就。因此，练蹲墙时也要由易到难。开始练时，两脚脚尖可以离开墙面一点距离，找一个合适的临界距离，就是能蹲下去又不摔倒的那个距离。随着蹲墙水平的提高，可以逐渐缩短脚尖与墙之间的距离，直到脚尖贴到墙为止。就一般养生而言，蹲起的速度要保持适中，可以 10 ～ 15 秒左右完成一个蹲起，这样 5 ～ 8 分钟左右可以做一组即 30 个。一般人健身每天 2 ～ 3 组即可。

收功：练完以后原地养气，男左手在里侧，女右手在里侧，两手重叠在肚脐上，静养 3 分钟。

（二）洗髓功的方法

当面壁蹲墙，可以脚尖顶着墙根蹲起 30 ～ 50 个后，开示练习洗髓蹲起功。

（1）站在土地上，注意这里特指土地，不是水泥地。双脚与肩同宽，脚尖微微内扣，身体中正，百会和会阴成一条直线。

（2）屈膝直接下蹲，完全下蹲，全身一下松到脚底，双手在身体两侧，肩膀不要紧张。双脚脚底感受到地面的反弹力，下颚微收，百会虚领，同时带动身体直立。

（3）注意眼神看向前方的一个点，下蹲和起立都要盯住那个点。

（4）一下一上反复练习，一次练习 50 个，慢慢增加到 100 个。

（5）每次练习完，散步放松。

以上洗髓功看似简单，其实下蹲全身放松的时候可以打开会阴和涌泉穴，起来百会虚领，可以打开百会穴，所以要求站在土地上练习，如此来回涤荡，自然采天地之气，同时运动到双腿和脊柱。洗髓功总共五式，这里介绍入门第一式。

（三）下蹲是最好的腿部运动

两腿各有足三阴、足三阳六条正经运行。有人体后天之本、主管人的消化吸收和营养的脾经和胃经；有从头到脚防御外邪入侵的膀胱经；有主管人体气血、精神、情志调节的肝经与胆经；还有人体先天之本、贮藏精气、主管人的工作精力和"生老病死"的肾经。如果加上奇经八脉，包括主管人体活动的阴跷脉和阳跷脉，主管阴阳平衡的阴维脉和阳维脉等。所以，两条腿的活动，可以自然地激发近 20 条经脉的经气。

腿部的肌肉运动，也必然通过神经的反射作用引起上肢、躯干和全身运动，并刺激心血管、呼吸中枢，增加回心血量、心脏的搏出量和肺的通气量等，使全身气血畅通，脏腑的功能达到一种新的平衡。坚持进行运动锻炼，先天的精气充沛，后天水谷、大气之精微不断补充，就能保证人体长期处于健康的状态，这正是"生命在于运动"的根本原因。

运动时间和强度：根据自身情况，每日一次，5 ～ 10 分钟。运动量在每次活动之后稍有气喘，脉搏跳动在 120 次 / 分钟以内，全身感到舒适最好。超过了这个限度，会使全身感到疲劳，不利于养生。

二、无极桩：15 分钟激发阳气，迅速改善体质

（一）无极图说

《中和集》曰："上之一圈者，释曰圆觉，道曰金丹，儒曰太极。所谓无极而

太极者，不可极而极之谓也。"释氏云："如如不动，了了常知。"《易·系》云："寂然不动，感而遂通。"《丹书》云："身心不动，以后复有无极真机。言太极之妙本也。是知三教所尚者，静定也。周子所谓主于静者是也。盖人心静定，未感物时，湛然天理，即太极之妙也。一感于物，便有偏倚，即太极之变也。苟静定之时，谨其所存，则天理常明，虚灵不昧，动时自有主宰，一切事物之来，俱可应也。静定功夫纯熟，不期然而自然，至此无极之真复矣，太极之妙应明矣，天地万物之理悉备于我矣。"

（二）无极桩口诀

双脚与肩要同宽，涌泉虚含肩井翻。

根在太溪腿微曲，提膝眼上入神庭。

尾闾内卷托会阴，脊柱中正松腰胯。

八髎空洞命门松，肩要平顺胸要藏。

两乳意念找气冲，合谷轻贴风市穴。

十指舒展意气通，下颌微收含纸球。

百会虚领顶头悬，三田合一息更闲。

眉心舒展嘴角扬，反舌塞喉随自然。

双目平视无一物，神光返照在印堂。

肚脐命门推三次，父母恩情不能忘。

头洒甘露细如雨，涤除玄览在须臾。

食指脚心出白线，洗髓伐毛筋骨皮。

无形无象体呼吸，绝思绝虑返太虚。

"百练不如一站，百动不如一静"，相对于打坐，站桩提升阳气更快，现在很多人坐多站少，身体偏阴，特别是三十岁以上的人，如果身体筋骨不柔，常常采用坐姿，容易造成血脉瘀滞，这也是有些人经常打坐，身体却越来越差的原因之一。

无极桩，以站为基，以无为本，以空为化，更适合办公一族或多坐少站的朋友。站桩切记不要死站桩、站死桩。过松则懈，太紧则僵，不松不紧，有意无意，气机萌动，灵明不昧，方会真机。

下面我们介绍无极桩的练习方法，也是第一次向外公开本门的无极桩功。

（三）无极桩导引

正常站立的姿势，膝盖有一点点弯曲，不是往下蹲。两脚与肩同宽，双肩的肩井穴对双脚的涌泉穴。双脚尖要微微的内扣，有人站着站着双脚尖就开了，脚尖微微内扣的时候，圆裆。

注意双脚的涌泉穴好像要离开地面一样，记住不要用脚指头去抓地，脚掌不要用力往下踩，要有空脚心之意。

注意骨盆不要前倾，很多人会犯这个错误，骨盆前倾腰椎的压力就变大，腰很难受。所以要松胯，坐胯。腰一定是放松的，它只是力量有一点点在后脚跟两个太溪穴位置。这么一站，大腿内侧就会发热就对了。

膝盖要稍微用一点意念，感觉双膝眼听起来对着两眉梢，这么一想就可以，这样膝盖才不会胀痛。

松胯的时候，把尾闾稍微翘往前一勾，好像托住会阴穴一样。小腹自然往里一收，胯往下沉，想着尾椎两侧的八髎穴，一遍有四个窟窿眼，想着八髎穴一松，整个腰特别的舒服。

这时候，肚脐正对腰椎的部位就是命门，尾闾微收，命门往外微微一撑，腰椎自然就直了。传统武术发力时，命门往外一鼓，身体往前一冲，产生一个对拉的劲。

双肩要平而顺，想着耳垂垂下来正对着肩膀。然后下颌微收，男性的话有个诀窍就是下颌找喉结，喉结找玉枕穴，感觉后脑勺向后微微一靠，这时百会穴往上一顶，头顶像放着一碗水一样的感觉。注意不要仰头和低头，眼睛平视。腋下要放松。

双手自然下垂，双掌掌心向后，双手的虎口合谷穴的位置，贴在大腿两侧的风市穴。

胸腔的部位一定要放松，可以想着两乳找气冲穴，胸中一口气就落了下来，也可以叹气感觉一下。

眉心的位置要舒展，面带微笑，舌顶上颚。整个姿势调整好了之后，眼睛平视，看到最远处的地方，然后把焦点模糊掉。或者看前面的一个固定物，没有的话，也可以假想一个，所有的注意力都盯着它看，一直看到感觉有点发愣，失去了对焦点。然后把眼神光收回，内观，不要闭眼，无极桩一般是睁开眼睛练习得。

接下来想着肚脐找命门，命门找肚脐，重复三次。师父常说，肚脐是母亲，命门是父亲，父母恩情不能忘。

上面这一系列导引很重要，不要忽略，慢慢地导引下来，很容易入静。入静后，就进入观想的训练。

（四）无极桩观想

首先想着从天而降下白色的毛毛细雨，也可以想象成五光十色像细雨一样的光芒，从你的头顶进入，慢慢地滋润、灌溉全身，这个步骤不要着急，慢慢地观想。从头到脚，灌溉五脏六腑，四肢百骸，毛发骨遂，以及每一个细胞。随着细雨的灌溉，整个身体变得非常地结晶，透亮。

然后开始观想，双手食指指尖出一条白色的细线一样的光，白光射入到大地里面，双脚涌泉穴也各出一细线白光进入大地里面，总共四条白光。

当所有的观想结束后，就不要在用意念了，感觉若有若无，全身皮毛骨肉松开，思想放空，皮毛呼吸。

如果感觉身体有不舒服，可以微微调整一下。没有杂念就放空，有杂念不要管它，来着自来，去者自去。如果还是静不下来，可以把导引观想的内容再做一遍，慢慢引导自己入静。

关于无极桩的呼吸，刚开始自然呼吸就好，时间久了会出现皮毛呼吸。师父说到最后全身的毛孔都呼吸，到达毛孔呼吸的时候，在身体的周围会形成一个气场，你只要在这个场内，一举一动他都了如指掌。

如果什么都不练，就只站无极桩，每次站桩要站透，这样身体的肌肉松开了，气机通畅，自然就出功夫了。

（五）无极桩收功

无极桩的站姿，收功的时候，身体重心移到右脚，收左脚向右脚并拢。然后双手向身体两侧上举，到达头顶交叉，右手在前，左手在后。双手交叉落到胸前，然后抬肘让双小臂与地面平行，双手左右分开，等双手劳宫穴对齐肩井穴的时候停下不动。用眼睛的余光看着双手中指之间的空隙，慢慢地让双手的中指相触，然后双手食指相触，双手大拇指相触，然后慢慢地下降到肚脐的位置，双手大拇指指尖刚好贴住肚脐。

这个时候想象双手食指和大拇指相触形成一个三角区域，在三角区域的中心有一颗白色乒乓球大小的气团掉到地上弹回来，弹三次。

最后一次弹回来，双手手掌同时往肚脐两侧一贴，白色气团顺势进入肚脐里面。然后垫起后脚跟，前脚掌支撑，默念口诀"三环套月产热能"，想肚脐出来了，与手面平行。然后到肚脐里面微微发热，后脚跟就落下来。这样重复三遍。

第三遍后脚跟落下着地，双手手掌抬起，双手大拇指指尖点在肚脐上，双手食指、中指相触，掌心朝下。然后膝盖微微弯曲一点点，同时双手中指分开，食指分开，大拇指分开，双手小臂平行放在身体两侧，掌心朝下。

这个时候想象双手好像扶着水中一块漂浮的木板上，感觉身体随着流水微微地前后晃动，注意沉肩坠肘手放松。

这样站一会，然后双手肘关节向后拉，双手掌到腰部两侧后，双手自然下垂，落在大腿两侧。

双手中指指肚点在大腿两侧的风市穴上，感觉风市穴里面一热，就想一下肚脐，反复三次。三次后，全身放松，松肩松胯，松肘松膝、松手腕松脚腕，微微活动下身体结束站桩。

收功后，可以练习一些导引的动作，然后散步 15 ～ 30 分钟。

三、呼吸法：启动疗愈力，改善亲密关系

20 分钟启动疗愈力，缓解压力和创伤，转化身心健康，改善亲密关系……

（一）自在呼吸的奇迹

呼吸是一把打开身心灵健康之门的钥匙，改善姿势、消除酸痛、舒缓压力，重回身心灵的健康与喜悦。

英国一项研究显示，90% 以上的成年人都不会有意识地调节呼吸。而据我国呼吸科专家统计，城市中一半以上人呼吸方式不正确，短浅的呼吸不仅让许多人大脑缺氧，容易疲惫。而且还容易诱发多种疾病！

（二）呼吸与寿命

一项长达 70 年的心脏疾病研究项目弗雷明汉研究发现，衡量寿命的一个最关键指标不是遗传、饮食和每天的锻炼量，而是肺容量，肺容量越大寿命越长。

鸡一分钟呼吸 30 次，寿命只有 12 年；狗一分钟呼吸 24 次，寿命 16 年。牛一分钟呼吸 20 次，寿命 32 年；大象是每分钟呼吸 18 次，寿命 60 年。人的呼吸每分钟一般是 16 次，就可以活到 72 岁；换句话说你每分钟呼吸 18 次，你就只能活到 60 岁。乌龟能做到一分钟呼吸两次，所以它的寿命能达到 200 年，甚至 500 年。

生命在于呼吸，健康长寿也在于呼吸。当然，这并不是说只要做好了呼吸就能够长生不老或包治百病，而是指出呼吸对于生命和健康长寿的重要性，强调进行呼吸锻炼对于生命和健康长寿的现实意义。

呼吸锻炼能够有效地调整肺呼吸的方式，气息吸入、呼出的量和速度，找到适合于自身的健康呼吸形式与过程。

　　学习呼吸法，您将学会如何运用呼吸，从而增进身心健康、补充精力、完善性格、减轻压力、消除紧张、解除病痛、克服失眠、矫正体态等。

（三）呼吸与心率变异

　　身心的疗愈和镇静是由副交感神经系统负责的，副交感神经系统的活化程度，则可以透过心跳速率的自然波动（与呼吸息息相关）和由此计算出的"心率变异"来测量。

　　改变呼吸的速率和模式，我们便能改变心率变异，从而改变神经系统的活跃程度。

　　测试：用两根指头放在颈侧或手腕去感受脉搏，然后深呼吸感受脉搏的跳动！吸气比吐气的心跳更快。光是一呼一吸就能影响你的心跳。

　　心率变异也随着呼吸整体速率而变。呼吸放慢，就会提高心率变异，系统对呼吸变化更敏锐、反应更完整。

　　心率变异降低，则代表系统内部某个部位受损、老化而僵硬了。

　　心率变异升高，代表了心血管系统比较健康、鲜活、而体内的压力反应比较平衡而有弹性，整体更健康、更长寿。

（四）理想的呼吸频率

　　成年人每分钟 3～6 次，而一呼一吸的时长大致相等。这个速率是呼吸练习以简驭繁的关键，不但能使心率变异最大，还能让心、肺、脑产生"共振率"。然而这个现象，至少在几百年前的许多修行法门中流传了。

僧侣禅修进入深度冥想时，呼吸的速率是每分钟 6 次，意大利心脏科医师陆芝亚诺·波纳迪也发现，唱诵拉丁万福玛利亚时，呼吸速率也恰好是每分钟 6 次。

谐振式呼吸速率为每分钟 5 次，正好在共振率的中间。呼吸率每分钟 5 ～ 6 次，呼吸接近共振率，对心率变异的改善效果可以高达 10 倍。

180 厘米身高的人，理想共振率是每分钟 3 ～ 3.5 次，而 10 岁以下的孩子，舒服范围在每分钟 6 ～ 10 次之间，大多数青少年和成年人在 5 次。

（五）如何训练谐振式呼吸

谐振式呼吸是一个提升心率变异，让压力反应系统回复平衡的简单技术。谐振式呼吸速率为每分钟 5 次，正好在共振率的中间。

第一，进入呼吸的姿势，可以是盘坐、站桩、平躺等姿势，关键是百会和会阴成一条直线，脊柱要中正。

第二，放松扫描身体：从头到脚，一个部位一个部位的觉知身体，慢慢感受身体的变化，不要加入任何自己的主观的想象，只是单纯的感受身体的一个部位。从头到脚，再从脚到头，来回几次。

第三，自然呼吸，慢慢过渡到吸气 6 秒，呼气 6 秒。保持每分钟 5 次呼吸的频率，练习 10 ～ 20 分钟。

（六）呼吸练习的关键在于放松

研究证实：闭上眼睛，手静止不动，对脑波有着显著的影响，有更好的放松效果。担心、疑虑、自我批评只会让自己的压力更大。你对自己的判断越少，就越容易放松，越能全身心地投入练习。试着不评估、不判断，跟着练习就是了。

（七）呼吸与一氧化氮

一氧化氮除了能够调节血压、维持体内平衡、神经传递、免疫防御、呼吸调节等，还可以预防高血压、降低胆固醇、防止动脉老化，以保持柔软性、预防动脉血管阻塞和血栓等。

充足一氧化氮能够让身体的血流顺畅，让身体重要的器官获得足够的氧气和营养。那么，我们要如何增加一氧化氮呢？

方法有：缓慢的鼻腔呼吸，定期适度的体育锻炼，以及食用产生一氧化氮的食物。

为什么要缓慢的鼻呼吸？因为人的鼻腔能制造大量的一氧化氮。当我们通过鼻子呼吸时，一氧化氮会跟随气流进入肺部，促进肺中血液吸收氧气。而用鼻子哼出声音，产生的一氧化氮的量是静处时的 15 倍。也就是说，哼出声可以急剧增加静脉血管与鼻腔里的一氧化氮释放。

如果你呼吸不畅，或者经常用嘴呼吸，那就要注意身体了。

因为呼吸不畅，能导致新陈代谢失调，身体长期缺氧，气血运行不畅，引发身心疾病。

（八）懒人呼吸法

懒人呼吸法，顾名思义，因为简单而且效果显著，非常适合工作繁忙和不喜欢运动的朋友。只要每天坚持练习，定能有意想不到的功效。

如果这三式练习感到有难度，可以从最基础的第一式放松开始，放松完，直接练习腹式呼吸法，等腹式呼吸法练习纯熟后，再练习第二、第三式。

腹式呼吸：将手放在肚脐上，吸气同时放松腹部的肌肉，不需要主动用力，让腹部自然鼓起，让呼吸充满全身。吐气，腹部自然落下。放松脸部肌肉，放松全身肌肉。

1. 第一式：放松

（1）平躺下来，在头下方垫几本书，让你的背部尽可能地接触到地板。

（2）把膝盖弯起来，脚底要保持平坦，放松下背部。

（3）两手放在身体旁边，掌心向下，贴着地板，放松肩膀。

（4）想象你的身体被大地支撑着，向四面八方延伸出去。

（5）从头到脚扫描身体，放松身体各个部位。

2. 第二式：屏息

（1）预备式同上，平躺屈膝。

（2）吸气后屏息 4 秒，让气体充盈肺部，腹部，直到胸腹部鼓起。

（3）呼气后，屏息 4 秒。以上重复练习 10 次。

3. 第三式：收束

（1）预备式同上。专注敏感部位，呼气收会阴（盆底肌肉），感觉向憋尿一样。

（2）屏息到想要呼吸的第一念头。

（3）吸气，放松会阴。重复练习 10 次。

这里提示一下，为什么练习呼吸时，会用屏息呢？在训练呼吸时，屏息能够让鼻腔内一氧化氮浓度增加，促使空气顺畅通过鼻气道，鼻呼吸也会比之前变得更为容易。所以，除了每天专门时间训练呼吸，平时的工作生活也要尽量保持鼻呼吸。

四、睡丹功

解决睡眠不足、失眠、疲劳、无法专注工作等困扰。

人的一生中大约有三分之一的时间要在睡眠中度过，好的睡眠不仅可以令人快速地恢复精力，同时还能增强身体的免疫力。睡眠不足或者嗜睡、睡眠质量差，都会影响到一个人身心的健康。特别是现代化的都市生活，很多人因为工作压力、情绪焦虑等熬夜失眠，导致睡眠不足，进而影响工作和身心的健康。

今年临高考前，一位朋友的女儿因为高考前的学习压力，导致入睡困难，睡觉总是睡不安稳，白天感到焦虑，精神状态不好，严重地影响学习和健康。

朋友问我有什么方法，可以辅导一下孩子。于是，我想到了瑜伽休息术，这是我以前工作累的时候，经常用这个方法来练习，大约 20 ~ 30 分钟之间，练习完精力充沛，整个人的疲惫感一扫而光。

因为没办法天天辅导练习，就把"瑜伽休息术"的简化版录制成音频发给朋友，让她女儿学习累了之后，或者睡觉前听音频练习，没想到效果非常地好。朋友反馈，她女儿每天听音频练习，精神就放松下来了，睡眠质量也好了。最后，朋友女儿也顺利地通过高考。

　　由此因缘，把"瑜伽休息术"的导引词写成文字稿，读者可以自己录制成音频练习，对缓解压力、焦虑和提升睡眠质量有着很大的帮助。同时也将它作为睡丹功的基础。

（一）瑜伽休息术导引词

　　现在我们开始练习瑜伽休息术，请选择一个舒适的坐姿或者平躺的姿势。如果选择坐姿，请将我们的脊柱调正，让百会穴和会阴穴成一条直线。如果选择平躺着姿势，请将双手放在身体两侧，双脚自然分开，与肩同宽。

　　无论我们选择什么样的姿势，都要调整到自己最放松的状态。调整完之后，在我们整个瑜伽休息术的过程中，身体不再有任何的动摇。

　　当你准备好了之后，我们开始将注意力放在身体的右侧，用心去感受整个身体的右侧，接下来请将我们的注意力放在右手的大拇指。

　　注意只是单纯的觉知这个位置不做任何的想象与主观的判断，将我们的注意力放在右手的大拇指、右手食指、右手中指、无名指、小指，右手手掌，右手手背。小臂，肘关节，右侧的大臂，右侧肩关节，右侧腋窝，右侧的胸腔、背部，右侧的肋骨，右侧腹部，以及右侧的腰部，右侧的腹部沟、臀部，右侧大腿、膝关节、小腿、踝关节，右脚脚掌、右脚大脚趾、二脚趾、三脚趾、四脚趾，小脚趾。

　　现在再次感受整个身体的右侧，慢慢地我们将注意力放在身体的左侧，将我们的注意力放在身体的左侧。请将我们的注意力放在左手的大拇指，左手食指、中指、无名指、小指。左手手掌，左手手背，左手小臂、肘关节，左手大臂，左侧肩关节，左侧肩膀、腋窝，左侧胸腔以及背部，左侧肋骨，左侧腹部以及腰部，左侧腹部沟，左侧臀部，左侧大腿，左侧膝关节、小腿，左侧踝关节，左脚脚掌，左脚大脚趾、二脚趾、三脚趾、四脚趾，小脚趾。

现在我们再次感受整个身体的左侧，慢慢的我们将注意力放在左脚掌和右脚掌。左踝关节、右踝关节，左小腿、右小腿。

左右膝关节、左右大腿，左右臀部、腹部沟，腰部、肚子，整个背部、胸腔两侧的肋骨，腋窝，双手手臂，左右肩膀，颈椎、后脑勺、头顶、额头、眉毛、眼睛、鼻子、上嘴唇、下嘴唇、下巴，喉咙。

现在我们将注意力放在自己的整个身体，去觉知整个身体与周围的环境，慢慢地请将我们的注意力放在远方，用心去聆听远处的声音。

当我们听到一个声音后，就放下它继续寻找下一个声音。听远方的声音，听到一个声音后，放下它继续聆听下一个声音，注意不要在任何的声音上面做任何的停留，慢慢地我们将注意力放在自己周围的环境，用心去聆听自己周围的声音，听到一个声音后，就放下它继续寻找下一个声音，不要在任何的声音上边做任何的停留。慢慢地我们将注意力放在自己的身上，用心去聆听自己呼吸的声音。

现在我们能感受到自己呼吸的声音，请将注意力放在人中和鼻尖虚空的位置，用心去感受自己呼吸的声音。

当我们吸气的时候，感受鼻腔带来的清凉，呼气的时候，鼻腔带来的温暖。吸气的时候知道自己正在吸气，呼气的时候知道自己正在呼气。请将我们的注意力放在呼吸上面，继续用心去感受自己的一呼一吸。

注意不要去试图控制呼吸，只是单纯地感受呼吸，去觉知呼吸。这个时候感觉整个世界非常非常地安静……然后慢慢地忘掉自己的呼吸，忘掉身体，忘掉一切的一切，好像所有的一切都消失在这茫茫的宇宙当中。此时我们没有任何的杂念，又能够清清楚楚地感受到整个世界的变化……

现在请再次将我们的注意力放在自己的身上，动一动右手的大拇指，再动一动左手的大拇指，然后双手在身体的前面，十指交叉翻掌，向上伸展做一个伸懒腰的动作，慢慢地唤醒自己的身体。

接下来请双手手掌相互摩擦，当双手手掌发热的时候，将双手手掌心放在双眼上面，用眼睛去感受手掌带来的温暖。慢慢地再将双手放在身体的两侧，慢慢地睁开眼睛，让我们再熟悉一下周围的环境。

现在你的身心得到完完全全的放松，我们将获得宇宙中生命最本真的能量。慢慢地活动身体，让我们带着满满的能量回到当下……

（二）蛰龙睡功

蛰龙睡功传承于在华山修炼的一位道长，相传这就是当年陈抟老祖的睡功。这个方法没有太多理论，而且简单易行，很多人练习后，多有效验。蛰龙睡功方法如下。

双手握固，不要握得太紧，也不要太松，似握非握。将右手手腕脉搏的地方放在头部右侧太阳穴的位置，然后左手手腕脉搏的地方放在头部右侧耳朵后的动脉位置。

右侧身躺下，枕头的高度根据自己一侧肩膀的高度来定，大约能让自己的脊柱和颈椎伸直的就行。双脚伸直，然后曲右腿，用右脚腕勾住左脚膝盖窝的委中穴。

整个姿势调整好后，开始调息止念，细匀慢长，越细越均匀，越慢越长越好。

如果睡着睡着，感觉手有点麻胀，能挺过去就挺过去，挺不过去的时候就换成左侧卧姿势。

睡功练习到一定程度的时候，感觉整个人的身体就好像贴在床上一样，跟床合一了，或者跟天地都合一了，这种状态是最好的。

睡功的练习过程中，如果能够保持姿势入睡最后，如果坚持不了也没关系，练习一会困了就自由姿势入睡，一切顺其自然。

当睡醒了之后，不要马上睁开眼睛起床，可以回忆一下梦境，有兴趣的朋友可以准备一个本子，可以用文字和涂鸦的方式将梦境记录下来。

（三）体感卧功

自然仰卧，两脚分开与肩同宽，两手放在身体两侧，闭目内视，全身从头到脚放松三遍。开始慢慢地调息止念，入静后，慢慢地忘掉口鼻呼吸，观想全身四万八千毛孔张开，用毛孔呼吸。吸气时，稍微收腹，意想宇宙真气如流光液态，从四万八千毛孔浸入，无量的光充满全身，注意不要着力。呼气时，意念将全身体内的所有病气、浊气再通过四万八千毛孔发射出去，直达天地之根（无限远的天尽头）。呼气完稍闭气一瞬间，意念关闭毛孔通道二三秒钟，再开放毛孔通道，重新吸气，如此反复呼吸练习一段时间后，不再观想，进入自然呼吸的状态，感觉朦朦胧胧中自己仍在练功就可以了。这种朦胧的感觉，似有似无，慢慢地忘记了呼吸，忘记了身体，慢慢地让自己消融在天地中，这个时候想睡就自然入睡。

当睡醒时，不要着急起床，也不要睁眼，继续用上面的方法练习一会，等全身有气感后再意守下丹田几分钟结束。

仰卧呼吸练习熟练后，可以采用侧卧练习。注意睡功练习，要防风、防寒，不要在空气不好的环境和一米内有传染病人的地方练习。

卧功效验：练习卧功对神经衰弱，失眠、多梦等症有特殊疗效。练习一段时间后，常有一种飘浮虚空感。入静得越好，这种感觉越明显。对于入静后产生的一些觉受要顺其自然，内心如如不动，不要有丝毫地执着。

后面摘录几则经典中的睡功诀，供大家参考。

1. 睡亦有道乎，睡答

白云先生卧华山之巅，方醒，有衣冠子金励问曰："先生以一睡收天地之混沌，以一觉破今古之往来，妙哉！睡也。睡亦有道乎？"先生答曰："有道。凡人之睡也，先睡目，后睡心；吾之睡也，先睡心，后睡目。凡人之醒也，先醒心，后醒目；吾之醒也，先醒目，后醒心。心醒，因见心，乃见世。心睡，不见世，并不见心。宇宙以来，治世者，以玄圭^①封，以白鱼^②胜。出世者，以黄鹤去，以青牛度。训世者，以赤字^③推，以绿图^④画。吾尽付之无心也。睡无心，醒亦无心。"励曰："睡可无心，醒焉能无心？"先生答曰："凡人于梦处醒，故醒不醒；吾心于醒处梦，故梦不梦。故善吾醒，乃所以善吾睡；善吾睡，乃所以善吾醒。"

---

① 玄圭，黑色的玉。古代帝王举行典礼时所用的一种玉器，封古代帝王修筑台坛举行祭天的仪式，叫作"封"。

② 白鱼：周武王讨伐纣，河有白鱼跃入乘船，其用来祭天，后取得灭纣的胜利。后来白鱼入舟被附会成周兴盛和殷纣灭亡的征兆，成为预示天命的吉祥物。

③ 赤字：红色的字。《河图》载：黄帝游于洛水，看见有鲤鱼身长三丈，无鳞，身上有红色的条纹，形成字样。

④ 绿图：河图。相传尧得天下之时，黄河中龙马负图，尧得之，仿效而成八卦。另，《墨子·非攻下》云："河出绿图，地出乘黄。"

励曰："吾欲学无心，如何则可？"先生答曰："对境莫任心，对心莫任境，如是已矣，焉知其他？"因示以诗云："常人无所重，惟睡乃为重。举世此为息，魂离神不动。觉来无所知，知来心愈用。堪笑尘世中，不知梦是梦。"

希夷老祖《睡诀》
龙归元海，阳潜于阴
人曰蛰龙，我却蛰心
默藏其用，息之深深
白云高卧，世无知音

希夷老祖《励睡诗》
常人无所重，惟睡乃为重。
举世皆为息，魂离神不动。
觉来无所知，贪求心愈动。
堪笑尘中人，不知梦是梦。
至人本无梦，其梦本游仙。
真人本无睡，睡则浮云烟。
炉里近为药，壶中别有天。
欲知睡梦里，人间第一玄。

2. 玄门五龙蟠体睡功诀

五龙蟠体睡功诀，传者未留姓氏，当本之于陈希夷先生之睡功诀法，则不言可知。文浅而易知，辞简而易行，世人恒多习之者，其诀云：

东首而寝，侧身而卧，如龙之蟠，如犬之曲。一手曲肱枕头，一手直摩脐腹。一只脚伸，一只脚缩。未睡心，先睡目。致虚极，守静笃。神气自然归根，呼吸自然含育。不调息而息自调，不伏气而气自伏。依此修行，七祖有福。陈希夷已留形于华山，蒋青霞曾脱壳于王屋。（**按：此系青城派秘传真诀，远较世间流传者为精密。萧天石《道海玄微》**）

3. 先天道派罗门睡功诀

萧天石《道海玄微》：其法亦有右侧睡与左侧睡二种，切忌仰睡与俯睡。右侧睡时，右手曲肱枕头。右手掌贴面颊，四指置耳门旁，大姆指轻按耳后根处；左手掌指攀按右肩井穴，两脚腿卷曲叠起，膝愈弯曲上跷，接近两手肘处愈佳。舌拄上，导接神水。闭目存思，如有神在。呼吸绵绵，若存若亡：心息相依，专一凝神，寂照炁穴，心空性见。首为乾，腹为坤，宜乾藏坤内，既乾入坤下，而为地天泰卦。便兀然放下身心，心同太虚，身若委衣，万虑俱消，一念不生。再存真息，凡息停而真息生，凡心死而天心见。真息乃无息之息，即可入于无人之胎息境界。

及乎活子时至，一元复始，时至神知，元阳晃耀时，便为采药入壶。烹铅炼汞之候。再而起火，再而运转周天，移精补脑，及炼精化气、炼气化神、与炼神还虚之功。火有真火假火之别（文武火工同），阳生有真阳生与虚阳动之分，采药有老嫩之候，及采大药、小药之分，通小周天有真通、假通之异；在此等处，毫厘之差，常生天壤之隔，切宜仔细认取。一切可浑沌，唯此处不能浑沌，及乎气住、息住、脉住、心住、神住，便自与先天合一，与无极同体矣。此睡功，在罗门又称"不倒丹"功法。采取烹炼，结胎脱胎，动静如如，生化咸宜也。

此先天道睡法，要在能易得胎息。罗真人常云："睡功较坐功易致胎息，得胎息后易持久远。持久不失，斯为真定。在此境中，易得金丹，上超玄关，乳哺还虚，直升天阙，神游八方，而与万物一体，与天地一气，与宇宙精神独往来矣。"《遗教经》云："乃有烦恼毒蛇，睡在汝心，毒蛇既出，乃可安眠。"近世西山蔡季通有《睡诀》云："睡侧而屈，睡觉而伸，早晚以时；先睡心，后睡眼。晦翁以此为古今未发之妙。"

4. 希夷睡

心法：臆想睡于平静无波之水面之上，下面空洞无底同时又存想一身被褥尽都化为白炁，如同鸡卵一般，而我蛰藏其中，得大自在。

口诀：念诵"嗡"字，浩然正气。默思——元亨利贞。

作用：采气、养气。浩然正气充满天地间，唯勤习者方能知之！青年人久练强健筋骨、精气神旺盛；中老年及体弱多病者久练必然健体康复身心舒畅，食欲、睡眠好。对背、颈、椎骨、臂、腿病疾及寒症有防治或辅助疗效。

5. 环阳睡

环阳睡是以茅山道士柏子老君之号而命名。柏子老君，姓李，号环阳，生平不详。

仰面安睡，两手各握固，直伸两臂，往外八字放开；两腿同样八字放开，而于开处各离肾囊一二寸许。闭目内视，舌顶上腭，敛藏心意，调息入静。

存想氤氲之炁，如云似雾，环绕于一身内外。心意凝定于中宫之内，若存若亡，绵绵不绝。神意观照于腰背褥下，如若无物无底之状。不可过于着意，周身放松，有照顾即可。

五、梦观笔记

2012 年在北京香山"山地瑜伽静修中心"学习瑜伽，每天晚上睡觉的时候，自然进入梦境，第二天醒来梦境依然清晰，即使上午上课后，梦境中的内容还是记忆犹新，于是在中午休息前用写日记的方式记录下梦境。一段时间后，梦境和现实的生活似乎有了一种重叠，有时候感觉梦境的内容在现实生活中发生过，有时候感觉现实生活的某些场景又似乎在梦境中。真有点不知是梦境在生活中，还是生活在梦境中。

后来，学习睡梦瑜伽时，才知道当时已经进入忆梦、知梦的阶段，而且经常进入"清醒梦"的状态。

"清醒梦（lucid dream）是在做梦时保持清醒的状态，又称作清明梦。在清醒梦的状态下，做梦者可以在梦中拥有清醒时的思考和记忆能力，部分人甚至可以使自己的梦境中的感觉真实得跟现实世界无异，但却知道自己身处梦中，清醒梦者亦能记忆大部分各个不同清醒梦之世界与情境。"

关于梦的训练有非常多的方法，有兴趣的朋友可以去了解睡梦瑜伽和清醒梦的资料。简单一点就是练习睡丹功里面的功法，每天刻意地回忆梦境的内容并写梦境笔记就可以了。辟谷中记录的梦境，可以分析身心的问题并做出相应的调理。在《黄帝内经》中对梦境与健康有着很详细的描述，有通过梦境反映气的盛衰，还有身体健康问题引发各种梦境的原因。

"肺气虚弱的病人，就会梦见白色东西，或者梦见有人被杀流血、血肉狼藉的场面；当金旺的时候，就会梦见战争。肾气虚弱的病人就会梦见船翻淹死人；

当水旺的时候，就会梦见自己潜伏在水里，似乎遇见了很让人恐惧的事。肝气虚弱的病人就会梦见菌香草木；当木旺的时候，就会梦见伏在树下不敢起来。心气虚弱的病人就会梦见救火和看到雷电；当火旺的时候，就会梦见大火焚烧。脾气虚弱的病人就会梦见饮食不足；当土旺的时候，就会梦见筑墙盖房。这些都是五脏气虚，六腑的阳气有余，五脏的阴气不足，阴虚阳亢，所以才出现魂梦纷乱的现象。应结合五脏病变可能出现的其他症状来调理病人的阴阳。"

"如果阴气盛，就会梦到涉大水而心生恐惧；若阳气盛，就会梦见大火而灼热感；若阴阳二气都盛，就会做杀伐作乱的梦；如上身邪盛，会梦见飞扬向上；如下身邪盛，就会梦到自己向下坠落；过度饥饿的人，会做向人索要东西的梦；过饱的人，会梦见给别人东西；肝气过盛的人，会梦见大发脾气；肺气过盛的人，会梦见恐惧、哭泣、飞扬；心气过盛的人，会梦见好喜笑或恐惧害怕；脾气过盛的人，会梦见歌唱、身体沉重难举动；肾气过盛的人，会做腰和脊背分离不相连接的梦。治疗这十二种因气盛引起的病，可分析各自的梦境，从而察知病邪的所在，针刺病位，采用泻法。"

"如虚邪的逆气侵犯到心脏，就会梦见山丘烟火；如侵入肺脏，就会做飞扬腾越的梦，或梦到金铁制成的奇怪东西；如邪气侵到肝脏，就会梦见山林树木；如邪气侵袭到脾脏，就会梦到丘陵大泽和被风雨损坏的房屋；如邪气侵犯到肾脏，就会做自己身临深渊，或浸没在水中的梦；如邪气侵入膀胱，就会梦见自己到处游荡；如邪气侵袭到胃，就会梦见饮食；如邪气侵犯到大肠，就会梦到广阔的田野；如邪气侵犯到小肠，就会梦见拥挤的街道；如邪气侵袭到胆，就会梦见与人斗殴、打官司或剖腹自杀；如邪气侵犯到生殖器，就会梦见性交；如邪气侵袭到项部，就会梦见杀头；如邪气侵犯到足胫，就会梦见行而不前，以及被困于地窖、苑囿之中；如邪气侵犯到大腿和肘臂，就会梦见行跪拜之礼；如邪气侵犯到膀胱和直肠，就会梦见自己小便和大便。对于以上十五种因气虚而导致的梦境，应先辨别其症结所在，再用针刺法补之。"

以上是《黄帝内经》从五脏六腑阴阳二气的盛衰虚实和受到邪气侵犯而导致不同的梦境，从梦境的内容来判断身心健康的问题。这些可以作为辟谷中解读梦境的参考，但不必过于执着，写梦观笔记更多的是一种乐趣。

为了方便读者能够更简单地写好梦观笔记，下面介绍《夜脑：在睡眠中自动学习的秘密》（理查德·怀斯曼）的梦境日记模版。

以下经科学家验证并改进的方法，能帮助人们记住他们所做的梦。

（1）找一个笔记本。

（2）将你的笔记本和一支笔放在床头柜上。

（3）就寝前，请打开笔记本，在崭新的页面的左侧写下以下一系列词语（确保每个词间的间隔一致）：

人物：

场景：

情节：

时间：

情感：

其他：

（4）当你快要入眠的时候，告诉自己你将记住所做的梦。将这个想法在脑中重复 3 遍。可以结合睡丹功入睡。

（5）当你从睡梦中或清晨醒来后，请务必不要先睁开眼睛或四处走动。相反要闭着眼睛静躺在床上，仔细回忆睡梦的每一个细节。注意，最好不要打开灯光，可以用暖色调的夜光灯。

（6）当你躺在床上时，试着将你的梦境看成一幕戏剧，尽可能多地回忆梦境的内容。试着问自己以下几个问题：

人物：你的梦里都有谁？你认识他们吗？或者他们只是陌生人？他们身着何种服饰？梦里是否出现了动物或者非人类事物？

场景：梦境发生在何处？室内还是室外？你能否辨认出该地点？

情节：梦里发生了什么？故事是有发展情节的还是杂乱无章的？

时间：故事发生在什么时候？是发生在过去、现在还是将来？梦是关于现在的你，还是小时候或者以后的你？

情感：你在梦境中有何感受？大多数的梦都会引发负面情绪，因此，如果梦让你感觉不舒服也不要担心。要试着明确你在睡梦中的感受。

其他：你的梦有颜色吗？还是黑白的？为什么会做这样的梦？你所做的梦是否含有强烈的象征意义，是否与你现实生活中发生的事情相关联？

（7）现在请睁开眼睛，在笔记本里写下这些问题的答案。你可以在答案空白处画幅画，或者画张图表来更好地描述你的梦境。

请尽量连续坚持两周时间，每晚都记录下你的梦。刚开始的几个晚上，你可能会记不起所做的梦，你需要的是练习、耐心以及坚持。快到两周的时候，你会发现自己已经能够清晰地记录睡梦中的场景了。

这个模版可以作为参考，我自己记录梦境的时候，是直接写在日记本上的，梦到什么就写什么，爱怎么写就怎么写。

六、采炁服炁

（一）人体的"气"说

1. 元气

元气是构成生命与自然的基本物质，是万事万物的根源。元气一方面供应人身体的生长，同时也因为人身体的活动而消耗，一人从诞生开始元气最为充沛，随着生命活动，元气消耗完了，生命也就死亡了。元气的多少，关系到生命的长短。

2. 宗气

《灵枢·邪客》说，"宗气积于胸中，上出于喉咙，以贯心脉，而行呼吸。"《读医随笔·气血精神论》说："宗气者，动气也。凡呼吸、语言、声音，以及肢体运动，筋力强弱者，宗气之功用也。"宗气的生成有两个来源，一是脾胃运化的水谷之精所化生的水谷之气，一是肺从自然界中吸入的清气，二者相结合生成宗气。

3. 营气

水谷之精所化的精微之气，入于脉管之中，化为血液，运行于全身。《灵枢·邪客》说："营气者，泌其津液，注之于脉，化以为血。"《灵枢·营卫生会》说："此所受气者，泌糟粕，蒸津液，化其精微，上注于肺脉，乃化而为血，以奉生身，莫贵于此，故独得行于经隧，命曰营气。"

4. 卫气

肾中阳气的一部分。卫行于脉外，达于肌表，遍及全身，可以抵抗外来的邪气，使之不能入侵人体，起着保卫作用。《灵枢·本脏》："卫气者，所以温分肉，充皮肤，肥腠理，司开阖者也。……卫气和则分肉解利，皮肤调柔，腠理致密矣。"

5. 真气

由元气（先天之气）与后天之气的结合而成，是生命的活动的原动力。《素问·上古天真论》："恬惔虚无，真气从之；精神内守，病安从来？"

6. 炁气

宇宙中无形的能量，是万物的来源。《悟真篇》曰："道自虚无生一炁，便从一炁产阴阳。阴阳再合成三体，三体重生万物昌。"

7. 人体的精气

生命的本源。先天之精是与生俱来的，禀受父母的生殖之精。它是构成胚胎发育的原始物质，具有生殖、繁衍后代的基本功能。出生后，归藏于肾。

（二）采气

空中紫云炁　五色各分明。

如雨初晴后　炁化放光明。

流光浸毛发　从顶透骨皮。

灌溉五脏腑　洗涤浴身心。

如水光滋养　丹田炁饱满。

导气封涌泉　气冲无间隙。

源源炁充盈　喜乐大通畅。

采气法来源于药王孙思邈《备急千金要方》的禅观法，为方记忆整理成偈颂。练习采气的要领在于心法，可以参考"辟谷窍诀"的内容。练习之前应心无所虑，不思声色，不思得失，不思荣辱。于静室中或盘坐，或自然仰卧，或站桩。首先放松全身，再调呼吸，待入静后开始存想。

想象虚空中太和之气凝聚成紫色的云气，犹如华盖，紫色的云气化成五色分明的祥光从上往下，缓缓地浸入毛际，渐渐入项，如雨后晴空，透皮入肉，至骨至脑，渐渐向下灌溉五脏六腑，洗涤每一寸肌肉，滋养全身每一个细胞。专心观想，外缘不入，等到下丹田个光炁凝聚饱满后，将炁慢慢地引到涌泉，意念关闭涌泉穴，让气充满全身，没有任何的间隙。炁源源不断地充盈身体，全身经脉通畅，内心感觉无比地喜悦和快乐。

采气有很多方法，基本上是观想配合呼吸来练习，最关键的是内心清静，"人能常清静，天地悉皆归"。在辟谷游学的过程，带学员到名山大川，特别是气场好的地方，都会在那打个盹，做个梦，或者静坐一会，这时如果能彻底解地放松下来，仅仅单纯地休息会，就是非常好的采气法。所谓"不采之采，方为真采"。

（三）炼气

万缘皆放下　全体松通空。

虚空如漏斗　延顶入丹田。

日月与星辰　江河湖海水。

花草和树木　山川并大地。

形胜诸美景　化炁灌丹田。

丹田充盈后　引气入涌泉。

气满到喉轮　切忌过头部。

闭息攻腠理　呼气排毒邪。

万缘放下，心无挂碍，绝思绝虑，全身放松。采用坐姿，站桩或者仰卧多可以，入静的领可以参考无极桩的导引部分。当静下来后，观想虚空中的能量就像漏斗一样，管子从头顶的百会穴接入直达下丹田。观想虚空中，日月星辰、江河湖海、三山五岳、奇花异草、珍贵树木等宇宙中所有的形胜美景化为气、甘露或者光的能量，流入身体，从百会穴直达下丹田，丹田气充盈之后，再导引气到双脚的涌泉穴，意念关闭涌泉穴，能量从涌泉开始向充满，一直到达喉轮的地方，切忌能量不要超过喉轮的位置。

观想熟练后，可以配合呼吸。吸气时，宇宙的能量从头顶百会穴进入往下压，能量从涌泉充到喉轮的位置。闭气，收肾提肛，让能量充满五脏六腑、毛发骨髓以及每一个细胞。闭气到感觉难受时，呼气放松，想象身体内所有的病气、邪气从四万八千毛孔喷射到无限远的天根。收功时把能量收到下丹田，意守三分钟。

注意，要空腹练习，练习完后半小内不吃饭，最后不碰凉水。女性在经期，不做采气炼气的训练，可以练习调息止念，或者观想心轮的位置有一朵莲花即可。

坚持炼气一段的时间，会胃口大开，精力充沛，再继续练习，气越足，食量就越少，最后可以达到"气足不思食"，进入自然辟谷的状态。

道家的经典中，有很多服气辟谷的修炼方法，下面选录两则《太无先生气经》的内容作为参考。

1. 服气诀

修真服气诀：每日常卧，摄心绝想，闭气握固，鼻引口吐，无令耳闻，唯是细微，满即闭，闭使足心汗出，一至二数至百已上，闭极微吐之，引少气还闭。热即呵之，冷即吹之，能至千数，即不须粮食，亦不须药，时饮一盏酒作水通畅耳。数至五千，则随处出入，有功当自知也，则有入水卧功矣。夫眼食生贵有恒。真气既降，方有通感。岂有纵心嗜欲而望灵仙羽化？必无此事也。但仙人至士，行功未满，尚不能致，况凡俗乎？但信老人言，勤行之，即当自知矣。

2. 炼气诀

炼气诀曰：服气余暇，入室脱衣，散发仰卧，展手勿握固，梳发令通，垂席而布之，即调气咽之。讫，便闭气，候极，乃冥心绝想，任气所之。过理绝闷则吐之，喘急即调之，候气平又炼之。气通，加至二十、三十、四十、五十，即令偏身汗出。如有此状，是其效也。安心和气，且卧勿起冲风，乃却老延年之良术也。神清气爽则为之，欲睡勿为也。常为之，不必每日，要独清爽时为之也。十日、五日，一度为之候。黄庭经云：千灾已消百病痊，不但虎狼之凶残，亦以却老年永延是也。

七、辅助小功法

（一）仙人揉腹功

腹为人体"五脏六腑之宫城，阴阳气血之发源"。脾胃居中，负责主运化水谷精微和统摄血液来充养敷布全身，令五脏六腑常壮无恙。通过揉腹可以调节其阴阳，强健脾胃、通和气血、培补元神等功效。网上所传的"仙人揉腹功"比较复杂烦琐，故在辟谷时介绍一种简单易行的揉腹法：

（1）揉肚脐：双掌相叠在肚脐上，微微用点力，顺时针转 49 圈，逆时针转 49 圈。

（2）左掌叠在右掌上，用右掌大鱼际从天突轻抹到巨阙，再从巨阙用力下推到耻骨，双掌停留在耻骨的部位震动几下。重复做 49 次。

（3）双掌震动下丹田 49 次。

（二）漱口水：吞津练精养生法

此法得传于太一道院院长黄胜得教授，漱口水养生法，大道至简，只要能坚持练习，会有意想不到的效果。

时间：于每天早上 9 ～ 11 点，下午 3 ～ 5 点之间练习，一次练习一小时。

功法：背对太阳，自然站立，舌抵下颚（注意这里是舌抵下颚），然后两腮开始做鼓漱的动作，促使口腔分泌津液，津液充满口腔后咽下三分之二，留一点津液作为引子继续鼓漱。如此重复练习一小时。

功效：舌抵下颚主要引肾下元精上升，经舌下金津穴，海泉穴，玉泉穴，聚泉穴等出金津玉液与舌透心，使心火在下的火气与元精水相蒸，水火济济，产生中和，太和之气，再以漱津鼓荡热气冲七窍，使七窍气能相交，相通则阴降阳升，阴降者邪衰，邪衰者祛病，延年。阳升者神化，神化者神清气爽，心静。再炼性功。吞咽热度自家水可以打通任脉，五脏六腑堵塞的浓淤痰，使五脏六腑内的阴阳两气相交相通，使其空间变大，如天地之间，其犹橐籥乎，人体之间，亦是也，所以才会打嗝气，有嗝声。经络越通畅，血管的气血越来越通畅了，热自家水入脾胃肠，打开黏脓液，便空间增大，气充，胃口更大。其气入下丹田打通关元穴，使下丹田觉知发热，膨胀，启动先天气呼吸。以上的理论供同修们修炼我的内丹口诀一漱自家水去验证效果。（黄胜得）

唾液在传统中又称为金津玉液，琼浆玉液，自家水（人体内之精液也包含了唾液），甘露水。《本草纲目》上云：唾液能"灌溉脏腑，润津肢体，祛病延年"。《备急千斤要方》言："人当朝服食玉泉、啄齿，使人丁壮有颜色，去三虫而坚齿。玉泉者，口中唾也，朝旦未起，早漱津令满口乃吞之，啄齿以二七遍，如此者名曰炼精。"《后汉书·王真传》："悉能行胎息、胎食之方。"李贤注曰："习闭气而吞之，名曰胎息，习嗽舌下泉而咽之，名曰胎食。"

在中医里，有种功法叫"吞津练精养生法"。明代龚居认为"津即咽下，在心化血，在肝明目，在脾养神，在肺助气，在肾生津，自然百骸调畅，诸病不生"。

中医认为，津液主要有滋润、濡养的作用。吞食自己分泌的津液，有滋补脾胃"后天之本"，以固护肾之"先天之本"的功效。现代医学研究也证明，唾液中 90% 是水，此外，还含有球蛋白、黏液蛋白、氨基酸、淀粉酶、溶菌酶和各种免疫球蛋白等。一次吞入一定量较洁净的唾液，能够起到促进消化的作用。

《古法养生十三则阐微》中说："古人教人修养，而于闭目冥心后，继以舌抵上腭，一意调心者，旨何在乎？舌为心之苗，舌抵上腭，则心之神随而上注。"舌根处有两穴，左为金津穴，右为玉液穴。舌抵上腭时津液会迅速生长，口中的津液满时，要吞下。

以此看来，漱口水养生法自古有之，散见于各种典籍中，也许是方法过于简单和普通，很少有人会去深入地去练习和实践，实在可惜。辟谷中，要经常漱口水，是必练的功法。学习辟谷时，师父教过一个功法叫作"蛤蟆功"就是采气漱口水的方法，当时并不在意，随着这些年来不断地学习发现，漱口水的方法即简单效果又显著。

（三）药王辟谷水

辟谷期间，每次喝水前先诵三至九遍"药王神咒"，最好能够熟练地背诵下来。诵咒的时候，可以观想药王的赐药的形象或者无量的金光、灵药等进入水中。

药王神咒

药王圣真　唯神唯灵

慈悲广大　赐药万民

神仙真药　体合自然

真药入腹　万病消亡

不饥不渴　寒暑不侵

轻身益气　返老还童

三尸灭迹　九虫离身

五炁朝元　三华聚顶

服此神药　体道成真

奉太上老君急急如律令

（四）步行纳气法

1. 动作要求

全身放松，像平时悠闲地散步一样，自然随意，不紧不慢。散步的时候，要求舌顶上颚，双目平视前最远处，似乎看到天根，主要要把神光内收，返观内照，切记东张西望，贪恋声色。眼睛看到了，就过去了，不要停留思考，耳听可以去聆听自然的声音，但不要在任何的声音上做任何地停留。双手自然随步伐和呼吸摆动，全身一定要放松、自然。

刚开始吸一口气，可以走出三步的距离，呼一口气走出三步的距离，这样反复循环进行。等熟练并适应以后，逐渐增加到吸一口气走出六步、九步，呼一口气走出六步、九步。步数可以随着呼吸变长而增加，但不要为了多走几步而把散步的节奏加快，或者强制自己延长呼吸的时间。

非常熟练后，可以采用吸、闭、呼、闭的方式。吸一口气走三步，吸完闭气走三步，闭极而呼气时同时走三步，呼完闭气走三步。如此循环练习，直到熟练且感觉自然舒适时，逐渐增加到六步、九步、十二步。

2. 呼吸要求

呼气、吸气、闭气的时间基本一致，呼吸要求，细、匀、慢、长。刚开始练习采用顺腹式呼吸，熟练后逐渐地过渡到逆腹式呼吸。呼吸的时间随着练习逐渐延长，注意呼吸过程中绝对不能憋气，闭气的时长以舒适为度，不要憋气。

3. 观想意念

练习时意念与动作和呼吸要密切地配合，否则达不到应有的效果。

（1）想象全身毛孔随着呼吸而开合。吸气时，想象整个宇宙中的能量浸入全身的毛孔，然后挤压入身体，能量迅速充盈整个身体。吸气之后，闭气时想象收合毛孔，意念所有的能量汇聚在下丹田内，全身形成一个整体。呼气时，想象体内浊气、病气以及所有的负能量，从所有毛孔喷射而出，放射得越远越圆越好。呼气后之后，闭气时想象自己在云雾之中行走，人在气中，气在人中。

吸气时，要把意念放于最远的天边，把神气收回体内，同时要具有吸力，收力。呼气时，一定要发自"内心"，把神意、气向最远的天根发射；发射得越远越圆越好，要有涨力绷力。这是最关键的一点。

（2）在户外散步，意念吸收大自然的清新气息。树木茂盛的地方，意念吸收林木绿色的灵气。在名山大川中，可以意念吸收土灵气、水灵气等。

4. 收功

停止跑步后，在安全处自然站立；收神光于体内，返观内照下丹田沐浴温养几分钟即可。

5. 功效

强化呼吸系统的功能，调气养神、健脑利智，平衡阴阳，吐故纳新，祛病保健，益寿延年。

（五）吐故纳新

吐故纳新换气的方法，可以排出内的浊气，吸收新鲜空气，让大脑的氧气更加的充足。早晨起来，微微热身后开始练习。

双脚与肩同宽，双手放在大腿两侧。双腿微微下蹲，同时双手手臂向前晃动，双手手臂回到身体两侧时，吸气，双手手臂从身体两侧分开上举到头顶，掌心相对，同时身体直立。然后闭气，双手向身体前方，向下，带动上身向前向下弯腰，双手双掌按在地板上，注意整个动作时在闭气的情况下完成。

接下来张口将舌头尽量往外伸，吐气发声哈……同时踮起脚尖，双脚后脚跟离地。然后后脚跟着地，吸气，双手从身体两侧分开，带动身体慢慢地直立，双手继续向上伸展到头顶，掌心相对；呼气，双手掌心朝下缓缓地按到小腹前，放松，落在大腿两侧。

此动作早晨做三遍至七遍。辟谷时不做。

（六）音声疗愈

（1）首先右脚朝前跨一大步，身体下蹲，右膝盖朝着右脚尖的方向成右弓步，左脚脚尖稍微内扣四十五度。双手自然放在身体两侧。

（2）吸气，双手向前，向上举到头顶，掌心朝身体前方，双手再向后打开胸腔，仰头看向天空，同时张大口吐出一个长长地声音"啊……"。做这个动作的时候，你会感觉胸腔和肺部的浊气被完全吐出来，再加上抬头看向天空，令人心情特别舒畅。

（3）发声完后，紧接上面的动作，双手向前，向下带动上身下俯靠近右侧大腿，双手向后超过腰部，掌心朝后上方。同时张大口吐出一个长长地声音"耶……"，把肺里残余的浊气吐出来。

这个动作做三至七遍（见图4-3）。

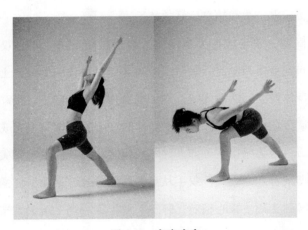

图 4-3　音声疗愈

这个导引发声的练习方法，在 2012 年时有缘得到一位八十四岁的老先生传授，先生虽然八十多的高龄，但精气神非常好，说话声音中气十足，身体的柔韧性也保持得不错，能说能笑能跳。后来听过一位八十几岁的老奶奶分享她的癌症是如何自愈的故事，这位老奶奶年轻时得了乳腺癌，没有钱治疗，她家离黄河不远，因为心情郁闷，就每天一大早站在黄河边上大声吼叫，没想到身体却越来越好，结果对着黄河吼了三年，最后癌症奇迹般地自愈了。

（七）咒枣秘诀

在清水辟谷中，有一个辅助辟谷的方法就是把枣核含在口中纳气，同时用舌头搅动枣核，令口舌生津，再吞咽津液灌溉脏腑。枣的功效有补脾和胃，益气生津，调营卫，解药毒。治胃虚食少、脾弱便溏、气血津液不足、营卫不和、心悸怔忡、妇人脏躁。

一些神仙传记中，枣是神仙的食物，修道之人认为食枣有助于辟谷长生，还可以通神、辟邪、治病、养生等，于是演变出了咒枣辟谷、治病的方法。如《仙传辟谷法》，就是借助枣来存想采气辟谷的。

1. 仙传辟谷法

欲修此法，首先必须炼炁。所谓炼炁，就是将口闭住，舌顶上腭，鼻吸鼻呼，入于下丹田。炼习之时，须要断绝早晚两餐，每日仅吃一餐。注意时刻凝神，守住下丹田，鼻息细、长、深、匀、微。这样过了七天之后，改为两日一餐，必须素食。再炼七天，这时呼吸已经炼成，再开始辟谷。

辟谷之时，准备上好红枣四十九颗，分为七个七数。

第一天，面向正东方立定，等到太阳就要出来的时候，吸一口东方青龙之炁，吹在七颗枣上，然后将七颗枣子一次吃完，存想东方青炁入肝。

第二天，面向正南方立定，吸一口南方赤帝之炁，吹在七颗枣上，然后将七颗枣子一次吃完，存想南方赤炁入心。

第三天，面向正西方立定，吸一口西方白虎之炁，吹在七颗枣上，然后将七颗枣子一次吃完，存想西方白炁入肺。

第四天，面向正北方立定，吸一口北方黑帝之炁，吹在七颗枣上，然后将七颗枣子一次吃完，存想北方黑炁入肾。

第五天，立于中央，吸一口中央黄帝之炁，吹在七颗枣上，然后将七颗枣子一次吃完，存想中央黄炁入脾。

这样五天用功，食去红枣三十五颗，还剩十四颗。

第六天，再取空中五方之炁，吹于枣上。然后每天食枣一颗，共服十四天，食完为止。凡是每天食枣之后，均在行立坐卧之时，元神时刻不离下丹田。如此培养百日，则腹内完全充满先天真炁，自然不饥不饿，无病无疾，辟谷之功炼成，长寿自然可期。

此法根据已往炼习的经验，在四十九天的时间之内，初炼之时，感觉很困难。须知仙师不我欺，应苦志锻炼。

第一个七天，实在不太好受；第二个七天，感觉四肢无力；第三个七天，食枣之后，感觉稍为转佳；自后逐渐适应，入于自然，而且身体原有之病，均有好转。但是此种辟谷法，须摒绝外缘，一意修炼，方可实行之。如在家中具备环境自主的条件，或者能够入山修炼，均可修习。一般人事务缠身，不能死心者，恐怕难行。此法传自山中修士，故曰"仙传"。

此法炼成之后，千万不可再吃东西。如果一定想要再吃食物，必须先用米汤，慢慢饮下，逐渐将肠胃润开，才能够进食。先饮米汤半碗，再渐食稀粥数餐，每餐半碗。一周之后，等到饥饿，才能正式用饭。吃饭之时，起初还不能吃得太饱，有半分饱即可，逐渐可以恢复到平常吃饭的水平。如果不按以上要求去做，恐怕会有危险，这一点要千万小心。

2. 咒枣法

为什么选用咒来咒枣治病、辟谷等，除了食用咒的药用功效外，也许是枣是常见的食物，人人吃得起用得起的缘故吧。咒枣法历来有之，特别是宋代萨真人祖师，曾遇道人传授咒枣法广为人知。下面介绍一种咒枣法，方便读者了解研究。

此版本是一万法归宗手抄本中所摘录，可作为平时行持之用。

修行者，当澄心洁己寂静端坐，叩齿三遍。存变法身是天仙，想元辰默朝金阙上帝俨赐仙丹。将枣七枚，排面前几案，"嘘、呵、呼、呬（xi）、吹"五炁于枣上，以手引水，书符于枣上，每枣书一勒八字，然后诵经。

符样（见图 4-4）:

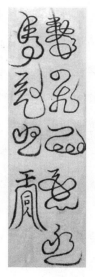

图 4-4　咒枣符

从右到左，从上到下顺序书写。或七遍或二十，或三七或七七，随意用。

咒曰:

天道清明，

地道安宁，

人道虚宁，

三才一体，混合乾坤，

百邪归命，万将随形，

阴阳洒育，水火流通，

归根复命，龙虎奔行，

心神火帝，运转无停，

炼精炼液，一气成真，

万魔拱服，百脉调荣，

仙传仙枣，仙化仙丹，

脾成仙顶，温饱仙灵，

长生不老，果满飞升，

急急如太上老君律令，

玉皇上帝律令，

长生大帝律令，

王林二真人法旨，

令我长生，令我神仙，

飞升蓬莱，名列上仙。

念完吞服，长生得道无疑。

注：嚼碎了吃下。

以上介绍的两种方法，作为参考，有兴趣的朋友也可以在辟谷时作为辅助练习。我在辟谷中，正常是清水服气辟谷，所以常用的是直接含枣核，漱口水，这样简单快捷，比较适合当代人的节奏。当然初次辟谷或者体弱气虚者，可以适当地服食大枣、黄精、辟谷丹等，这样可以帮你度过辟谷中身体的一些反应，减少元气的消耗，为下一次真正的服气辟谷做准备。

其实仙人辟谷法的采气食枣和咒枣法，在整个过程中仪式感很强，这样让人心存敬畏，当一个人敬畏天地自然的时候，就比较容易做到"寂然不动，感而遂通"。这本身就是一个采气服气的过程。现在的所谓编程辟谷背后的逻辑也是如此，只是时代不同，采用现代人能够理解的形式更容易让人接受。

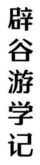

第五篇

辟谷游学记

一、初次辟谷，一次身心灵的洗礼之旅

辟谷学员：Jan

人要保持身体健康、心灵健康、还有灵性健康。我一直对灵性健康不太明白，但是在第四天辟谷散步的时候，我突然想到，灵性健康应该是意识层面的东西，比如人与宇宙层面的关系等。

（一）辟谷缘起

因为信任 NANA，之前她说辟谷了五天，我就有这个心念了，其实在报名之前，我都不知道辟谷到底有什么作用，但是肯定是有益于身心的，不然 NANA 也不会这么热心推荐。

另外真正让我想要尝试辟谷的，还是苏老师看了我的健康信息表后，对我健康状况进行反馈，其实他只是通过看我的舌苔，竟然将我一些平时的问题都很准确地诊断出来了，正是这份惊叹与信任，我决定跟随苏老师一起开启第一次辟谷。

（小提示：本来我因为工作关系，想要先跟着学习，然后自己找时间辟谷的，但是我通过这次辟谷发现，第一次的话还是一定要跟着团体，因为这会形成一个比较好的能量场，而且学员之间互相交流、打气，能够助力自己很稳定地走下去。）

（二）辟谷的天时地利人和

辟谷之前一定要在身心、外在都准备好的情况下去进行，这样才能让自己保持一定的稳定，也会有更好的生命体验，即要讲究天时地利人和。

天时，就是看自己的时间是否宽裕，是否能够保证这段时间自己处于较为闲暇的状态，虽然群里有小伙伴一边外出上班，一边辟谷，但是一定要保证自己的工作量是适宜的，特别不能有体力方面的消耗。我自己也是对工作进行了合理的安排，在辟谷期间并没有消耗多少。

天时，我觉得一定也要看看天气状况，因为辟谷不太适合潮湿的环境，辟谷期间一定要去大自然中采气，那么肯定是天气晴朗的时候对身心的滋养是很有益处的，幸好上海这几天的天气特别给力，辟谷的这五天，日日晴朗、阳光明媚。

地利，就是要有比较好的环境，他们线下这次是在青岛的民宿，期间同游山水，这些地方就是很好的能量场，当然我觉得居家辟谷虽然没有那么好的大自然环境，但是至少要保证家里的环境是干净整洁的、通风透气的、令人愉悦的，在小区里或者周围寻找一些绿植多的地方，用作自己散步采气。

人和，就是要有好的老师带领，这个对第一次辟谷特别重要，因为辟谷前，辟谷中，辟谷后都有很多注意事项，这个一定要有老师指导才行，不能自己贸然居家断食、辟谷。而且辟谷中会出现很多状况，及时与老师反馈，能助力你顺利过渡。

这一次辟谷，我是"辟谷小白""问题宝宝"，多亏了苏老师专业而耐心的悉心指导，才让我很安心自在地去体验这趟未知之旅。另外，我觉得人和还体现在，一定要得到家人的理解与支持，这将影响你在辟谷中的信念与心情，因为辟谷中，如果家人一直反对，那么你在辟谷中肯定信念也会受到影响，特别是接受到不好的信息，就会动摇，就算没有动摇，家人在旁边指指点点，也会影响自己辟谷的稳定。

（三）辟谷中身体的变化

1. 静坐中背部敲击式的疼痛

辟谷前，苏老师说我心肺功能较弱，所以在这次辟谷期间我有一次强烈的反应，就是在第一天下午冥想的时候，我顿时感到前胸压后背，心慌，后背肩胛骨像敲击一样疼痛，而且第一天我手心出汗很严重。

当时问了苏老师，他就说这是因为心脏不太好的排病反应，但是后来第二天以后，我就剩下了左侧后背疼痛，但已经不是敲击的感觉，后面第五天，左侧的痛点好像发生了转移，就是越往左侧去了，而且痛感强烈，可惜这次我只能辟谷五日，我想如果进一步可能还会有很大的改善。

2. 第二天的一次呕吐

我其实脾胃功能一直不太好，这次辟谷期间，我第二天早上就发生了一次呕吐，因为没有进食，所以连吐了两次水，那么有对辟谷感到质疑的肯定会说，这是因为一直断食，肠胃受损，我其实刚开始也有这份担忧，但是苏老师告诉我，没关系，这个就是因为肠胃不太好，排出来了，后来，我也确实发现吐完之后，我整个人神清气爽，其实呕吐之前我整个人胃里翻江倒海，虚弱到不行，那么吐完之后一直到第五天，我的肠胃除了偶尔会有咕噜咕噜的饥饿感，没有任何不适。

3. 体重的奇妙减少与回升

其实一般来说辟谷前五天掉体重会比较多，但我其实前面三天还好，就减了4斤都不到，但是从第三天晚上到第四天傍晚体重一天之内就减了2斤多，我本来就瘦，第四天晚上都没有勇气再去称。

可是，第五天一早，我称体重，发现体重竟然反弹了0.5斤，我一度以为是家里的体重秤坏了，于是去问苏老师，苏老师说是正常的，当身体排得比较干净的时候，体重会有所回升，睡觉也是在修复身体。

于是，我就想到了可能是第四天我睡得比较稳，而且想起来第四天我突然放屁很多，可能这也是身体在排泄。其实第五天身体开始有了极大的转变，比如早上的时候，我起床就发现，我的身体能量有比较大的提升，好像没有参与辟谷一样，精气神比较好，晚上说话竟然声音响亮了。

我今年以来突然牙齿不好，牙龈出血严重，我怀疑是牙结石比较多，辟谷前几日牙龈轻轻一碰就会满嘴都是血，但是到了第五天这种现象改善了很多，而且自己很耐心地在牙齿缝隙里清理了很多乌糟糟的牙垢，清理完顿时觉得嘴巴里清洁了很多。

4. 身心的柔软，能量的提升

我发现随着辟谷的深入，人的整个状态会变得柔软，首先心境方面会变得柔软，就是看东西有时会觉得挺可爱的，遇到不太好的事情，更加宽容了，也不会去争执，就笑一笑或者很平静地过去了。

其次，就是身体方面的柔软，像NANA是很厉害的，她可以在辟谷期间坚持做瑜伽，真切感受到身体的柔软带来能量的提升，我是不敢做瑜伽的，但是我会静坐冥想，一般以前，我跟随凌之老师冥想的时候，坐半个小时，我整个小腿会麻掉，很难受。

　　这次辟谷，其实前面三天，我坐半个小时也会麻麻的，但是很奇怪，到了第四天、第五天，我盘腿冥想半个小时之后，腿一点也没有麻、胀，而且还觉得半个小时过得很快。

　　当然，身体柔软了，确实能量也会提升，我的感觉是，我站桩、冥想的时候内在更稳定了，会很耐心地享受这半个小时。当然辟谷之后才是身体真正修复的开始，我很期待。

（四）辟谷中意识层面的变化

　　居家辟谷总归会遇到一些人、事，所以，对心念也是一种考验，但是感恩这些考验，让我更好地觉察到一些意识层面的东西。

　　记得，以前看过一句话：人要保持身体健康、心灵健康、还有灵性健康。我一直对灵性健康不太明白，但是在第四天辟谷散步的时候，我突然想到，灵性健康应该是意识层面的东西，比如人与宇宙层面的关系等。虽然我不知道自己理解的对不对，但是这次辟谷，我至少感受到了以下觉知的变化：

1. 人与自然的关系

　　人其实是属于宇宙、自然的一部分，上古时期，或者更早的时候，其实人与自然是和谐相处的，包括我觉得那个时候，人与神灵都是关系密切，只不过，现代社会发展，我们人类在飞速发展，超越自我的时候，产生了这样的误会：人是世界的主宰。

　　我们在城市里行色匆匆，我们在公司埋头于工作，我们沉浸在网络世界，我们在餐桌上享受大餐，我们躲在室内享受暖气与空调，然而每天接触大自然的时间又有多少呢？

这几日辟谷，为了采气，我每日必须要去绿植多的地方散步，在第四天，我有了光脚踩在大地上的冲动，于是隔着袜子还是踩上去了，与大地接触的感觉好像很久没有了，软软的，很舒服。

坐在草坪的长椅上，我突然想起，曾经因为压力很大，遭遇到了比较严重的情绪危机，那个时候我情绪不好，可以好几天不好好吃喝，就像在辟谷一样，但是妈妈带我去公园亲近大自然，我情不自禁脱下袜子，坐在湖边的石头上，用脚去感受水在皮肤上的流淌，那天的灿烂阳光、波光粼粼的湖面，清水拂过脚丫的清凉，让我现在回忆都觉得特别美好。

后来又去了千岛湖，在树林、湖水这些天然氧吧的滋养下，我在几日不想吃，不想喝之后，竟然主动想去尝一下街边的烤肠，那一刻，我感受到了食物的美味，于是，我的情绪竟然在那根烤肠之后得到了大部分的治愈。

辟谷时坐在长椅上，想到这些，我情不自禁为这份美好感动到流泪。（不知道，这是不是苏老师所说的辟谷期间人情绪的波动）其实，这就是大自然自带的高能量，人是属于自然的，所以苏老师要让我们在辟谷期间一定要多亲近大自然，通过散步，采气，汲取大自然的精华，这些对于滋养我们的身心特别有好处。

我记得，他还建议我们，在气场好的山水环境中，最好的状态就是打个盹儿，放下杂念，好好享受一番。

2. 身体与食物的关系

此前，我参加过一次克里亚瑜伽公益课，之后才觉察到身体与食物的关系。

新型冠状病毒感染期间，上海抢菜很困难，好像人人都在焦虑没有食物，我也不例外，于是，疫情期间我反而吃得比以前更多、更营养。

但是，那次公益课之后，让我开始反思，我们真的了解身体吗？我们真的会吃吗？最感触的一句话是，一切疾病都始于肠道。

反观我自己，我常常能吃十分饱，晚餐几乎顿顿面食，一定要有饱腹感才觉得幸福，殊不知，这其实在给我们的身体增加负担，身体都不来及排毒与休息。所以，在第四天晨起站桩时，我就感觉到：其实辟谷的好处是什么呢？就是让五脏六腑进行一次修整，它们真的太辛苦了，每天为我们传输营养，清理垃圾，一刻都不停歇，才会出各种各样的问题。

其实，就像土壤也需要休养生息，才会有更好的营养滋养植物一样。所以，适当让我们身体保持清空的状态很重要，当然，辟谷不一定是唯一的、最适合自己的养生方式，不过，在专业老师的指导下，初次辟谷 3～5 天，还是比较安全的。

记得印度瑜伽士萨古鲁曾经说过，断食需要谨慎，要有一定的精神支持。我也曾经犹豫过，但好在有 NANA 的鼓励、苏老师的专业引导，再加上有长期练习瑜伽的习惯，所以才有信心坚持体验下去。

所以，如果觉得不适合辟谷或者对辟谷过于担忧、恐惧的话，我觉得每周一次的轻断食，比如只吃苹果或者喝点酵素，也是对身体很有益的。

3. 身体与情绪的关系

可能是职业与性格的关系，我很认真，遇到事情会比较容易感到压力，而且容易苛责自己，所以在情绪上总是会有许多垃圾，这种垃圾，可能就是一种不好的"气"，不然不会有"生气"这一说。情绪的垃圾对人最大的伤害，是身体的不健康。

　　苏老师说，但凡，生气、执著都会消耗阳气，瑜伽里也提到，生气的那一刻，我们的身体会释放很多的毒素。所以，我们的情绪有多不健康，我们的身体自然也不会好到哪里去。

　　但是，人都有情绪，关键是我们如何调节、中和，我接触的瑜伽里呼吸是一种很好的方式，深沉的腹式呼吸能够让我们放松，所以在急躁之前，不妨多让自己学会先呼吸。

　　当然，我自己做的也不太好，这也是我一直需要精进的地方，瑜伽、静坐，都是让我们放松的方式。

　　我觉得苏老师让我特别欣赏，因为每次听他说话，都是慢慢悠悠，不急不躁，对各种问题都很包容而且很有耐心，现实生活中我真的没有遇到过这样气定神闲的人，所以，我们也要不断精进自己，让自己尽量稳定情绪。

4. 身体与心念的关系

　　辟谷前，我的瑜伽老师其实是不建议我辟谷的，因为我脂肪很少，属于偏瘦体质，但是当我再次征询她的建议时，她说你可以尝试一下，因为你已经动念了。

　　这句话其实还蛮有智慧的，确实，当我们种下了一个念之后，我们的行为举止会不自觉地向它靠拢，这也就解释了，辟谷之前我动了这个念头，虽然有点犹豫，但是身体很诚实，多多少少一直跟着苏老师在做着辟谷前的准备，比如每日练功，尽量少食，甚至在前两晚还真的做到了不吃晚饭，而我以前是一个准点吃饭，不会让自己饿肚子的人。

　　另外，我也是在同行的小伙伴们的分享中感受到心念的强大，比如群里的一位小伙伴，她说她在辟谷第一天静坐时，默念苏老师给我们提供的积极的心理暗示，就感觉越来越坚定，而且辟谷中精神竟然比前几天还好。

所以，如果真的想要去做一件事情，给自己积极的心念也是很重要的，当然这方面我还需要继续学习。

另外，生活中其实也会有一些消极的心念，如果我们执著在这种不良的心念中，我们会发现，身体的频率会跟着受到影响。

比如冥想的时候，如果产生了消极的心念，我们就会状态不稳。晚上睡觉前，因为一件烦心事，就会失眠，我这个人有时候就是会自寻烦恼。

这次辟谷期间也遇到了一些小事，让我在短时间内有些执著，特别有意思的是，第四天晚上因为想到第五天要复食了，脑子里就会不间断地冒着很多美味的食物，肚子也捕捉到了这种信号，也一直咕噜咕噜地叫，然后这个时候思绪其实是你越想停止，就越停不下来，尤其会产生这种执著：不行，怎么可以这样想呢？我的目标是五天，我一定要坚持到底。

差不多一两个小时我都伴随着脑子里时不时冒出来的食物、肚子相应传来的咕咕噜噜声睡不着。然后我就想，那么就让你想吧，随便你吧，后来也就迷迷糊糊睡着了。

其实，就是如果遇到一些很纠结，很执着的念头，不要试图去控制它，让它自然地来，自然地走，正如《臣服实验》中有这样一句话："让生命自然流淌。"

这次辟谷，我特别感恩能遇见明师——苏老师，有种相见恨晚的感觉，下次有机会我一定还会跟随苏老师，哈哈。

初次体验了辟谷之后，我发现其实辟谷并不神奇，也不神秘，只是身体自身隐藏的一种智慧。苏老师的那句话"让生命体验生命"，很有力量，希望如果对辟谷感兴趣的小伙伴可以借着这份力量去重新认识身体，认识生命。

二、感恩生命的馈赠

日期：2021.10.09

篇数：03 篇

所领功课：感恩生命的馈赠

辟谷学员：Nana

发生：今天是辟谷第四天，考虑后面还有很多事情需要推进，也比预期的多了一天，非常满意了，决定晚上复谷。这次辟谷遇上生理期，熬制小米粥时放了一些黄精一起熬煮。一茶杯小米粥在 21：15 放温热了，开始小口小口品尝。用餐完毕焚香点蜡开始静坐，小米粥的作用开始呈现，身体连接到每一粒小米生长的过程，这种生命生长的力量开始扩张到身体每一个细胞，我感恩的泪流满面。

照见：感受到每一粒种子的成长过程带给我的信心，成长之路上所有的风吹雨打都是为了让生命变得更壮丽。更感受到一个生命对另一个生命无私奉献的滋养。回顾过往的饮食习惯带给身体的沉重负担和对来到身边食物的理所当然的态度和不懂感恩和珍惜。

心智模式：感恩、自省

调整：经历这一次辟谷，更愿意善待身体和珍惜食物。

改变：从当下做起，从心出发。

当下：感恩自己的再次尝试，给自己机会净化身心；感恩小米粥带给我的滋养和启发；感恩丽君的馈赠；感恩苏老师分享辟谷课程。

　　评：看到这篇辟谷日记和反馈，感到很欣喜。用数据来观察身体的变化，很用心，而却听完课后，用了几周的时间来慢慢调整进入辟谷的状态，虽然只有三天时间，但这一过程的收获不是一般浅尝辄止的人可比的。

　　辟谷也讲究天时、地利、人和，同样需要具备法、财、侣、地的基础。能够调整到身体和精神最佳的状态，又是秋季时分，气候宜人，自然环境舒适，又有一个清净独处的地方，这样修习辟谷得天独厚。

　　所以，辟谷的时间处理阴阳二气交替的特定时间，最好的是身心皆佳，所做皆办，心闲气定的时候。

　　如果时机不对，强行辟谷，未免过于草率！这也是，有的学员问，听完课后，再找时间辟谷可不可以。虽然共修有着很好的能量场，但机缘不成熟，强行辟谷，有的人就会中途停止，或者难以深入，或是勉强熬过几天。

　　这样的情况，在以前指导他人辟谷中，偶有出现，所以引以为戒。基础是根基，虽然简单，却容易被学人忽视。

　　用三天的时间净化身心，这一份体验和觉知将深入到灵魂的深处，不要小看每一次你对生命的探索。

　　毕竟，这个世界能用自己喜欢的方式过一生的人，已经很少很少了。

三、辟谷日记：辟谷如备孕

作者：辟谷学员如聪

　　很遗憾这次不能跟各位老师同步体验，只能给你们加油打气了，不过我也从昨天开始减小饭量，开始"备孕"了。

每次出来行禅，感觉自己就像是一头行走在大自然中的熊。晒晒太阳，吹吹风，慢慢行走。按摩，洗髓功，静坐已完成，战战兢兢地喝了几口凉水，准备去山里散步。

因为长期肠胃不好，所以近几年没有喝过凉水，所以比较担心，但到现在肚子还没有特别的反应。

原来农夫山泉就是弱碱性水，pH7.3。村外的小水库边走走，采采气，到现在为止还没有饥饿感，反而感觉胃里有气，过一会儿就打个嗝。太神奇了，今天早上担心的喝凉水拉肚子让我失望了。

第一天既没有太大的饥饿感，也没有感觉疲惫，还陪孩子们打了一会儿篮球。

雨后漫步，现在看到树上的枣就跟看到金子一样。我刚才边走边问自己，我哪儿饿了？胃饿了，胃的什么部位饿了？不知道？那还饿什么？好吧那不饿了，我就定义为饥饿三问吧。

这两天陆续有一些病灶反应，而且之前有病的部位也更加的疼痛，我就想象着是身体免疫系统的小伙伴们拿着工具在叮叮当当的修复，心里就会好受很多，真是痛并快乐着。

这两天复食，小口慢吃，细细品味体会，首先味道吃着比原来好吃多了，另外好像能透过食物本身感受到它们生长过程中吸收日月精华并且与风雨抗争才最后能收获奉献给我们。

10月8日：

假期结束，我的第一次辟谷体验也顺利结束了，今天我分享一点小小的经验——辟谷前的准备。

　　我的饮食习惯不好，每到饿的时候就要猛吃，一直吃到撑才能感觉到肚子里有点东西。正因为这个习惯，在报名之初一想到三天一口饭也不吃心里还是很恐惧的。

　　9月23号咱们的课程开始的时候，因为一些原因我不能同步体验，这正好给了我准备过渡的时间。我给自己制订的饮食计划是，早晚餐三分饱，中餐五分饱，因为平时气血也不太足，每天还会吃一小把龙眼肉，再吃几颗大红枣。从9月29号到10月1号三天中，每天又加了几杯黄精水。经过一个星期的调整，才慢慢适应了饿的感觉，才把心里的恐惧降到了最低。

　　在后来的三天体验中也没有因为从之前的胡吃海喝到一点也不吃而有太大的不适应。而且还信心十足，最终比较顺利地完成了一次神奇的体验。

四、辟谷的神奇体验

作者：白博林

　　这是六月份线上辟谷课的学员分享，因为时间和身体的原因，自己选择尝试两天。对于刚开始训练的朋友，除了提前根据功课练习，还要觉知自己的身心，倾听身体的信号，不是时间越长就越好，要根据自己的状态，循序渐进。文章作者：第一期线上公益辟谷学员。

（一）辟谷的起因和经过

我来分享一下我的第一次两天辟谷经过和到目前为止的变化。

1. 辟谷起因

凌之提供信息：娜娜曾经跟着训练的老师开设线上免费体验辟谷，我就动心想要尝试一下。一是好奇辟谷到底是什么感受；二是看看能不能改善自己的身心灵。

2. 前行准备

每次苏老师给上课都会认真听，不懂就问，并且在杂乱忙碌的工作生活中尽量按照老师的要求做一些基础训练。

3. 辟谷经过

辟谷第一天，早期念诵老师要求的自我暗示几句话，好像真的有效果，走路做事都不像是我，一点儿不磨蹭，也没有之前那种很烦很不情愿的感觉了。

因为那天北京很凉快，也不渴，有些饿，饿了就喝大枣水。

辟谷第二天，早起没念诵，肚子饿得咕咕叫，继续喝大枣水，这一天感觉体力充足，精力也还可以，上午十点多的时候会感觉很困，工作忙活起来似乎也还可以。

下午就更饿了，喝大枣水好像也不太能缓解，就静坐，心静不下来。（后来想想可能是领导交给我的一项让我很不情愿做的工作，让我更不能静心。）

（二）辟谷神奇体验

（1）念完老师给的暗示语，似乎真的有用，一下子就来精神了。

（2）辟谷第二天喝矿泉水是甜的。

（3）辟谷第二天揉腹的时候口中生津，满嘴甜甜的唾液，那感觉很美妙。

（4）我的"富贵包"竟然神奇的变小了。

（5）我觉察我身体的问题应该来自压力，来自肩颈背，因第二天辟谷的时候后背就疼得像是落枕一样，是大椎那个位置及下面到胸椎处。

（6）在复食第二天的时候，真的有很强烈的情绪涌动。

（7）辟谷第二天的时候对食物的渴望达到了这辈子的顶点。

（三）觉知

小时候因为一些原因 10 个月之后就没有母乳吃，口腹之欲就变得异常强烈，辟谷之后发现头脑和身体真的不是一回事儿，小时候没有被完全满足的口腹的欲望住在头脑中，但是四十多岁的身体已经支撑不住那么强烈的欲望了！

辟谷第二天开始我的背部就像落枕一样疼，后来我仔细去体会了一下这个疼，应该是从小到大自己背负的各种压力，学习啊，作为懂事的孩子的啊，工作啊，还有其他一些生活中的一地鸡毛，这种压力都让我背起来，出于对责任的执着！

所以上背部巨疼无比，苏老师说疼痛一般 48 小时就会消失，但我 5 天还没有彻底消失呢足以见得这个压力积累得多么多又多么大！

五、辟谷三天的惊喜

作者：思瑜

辟谷的反馈：三天的数据喜人，今天眼神更清亮了（见图 5-1）。

数据对比

身体指标/时间	2021-10-06 12:16:22	2021-10-09 10:25:01		3天
肥胖等级	肥胖II级	肥胖I级		-
体重(斤)	116.8	110.2	↓	6.6
脂肪量(斤)	36.2	31.8	↓	4.4
皮下脂肪(%)	20.8	20.4	↓	0.4
BMI	23.4	22.1	↓	1.3
内脏脂肪	12	12	↓	0
骨骼肌（%）	34.3	34.6	↑	0.3
水分比率（%）	49.1	49.5	↑	0.4
骨率（%）	1.4	1.3	↓	0.1
蛋白质（%）	12.6	12.7	↑	0.1
参考基础代谢	1212	1178	↓	34

图 5-1　辟谷身体指标数据对比

辟谷学员问：唯一的问题是足三里以下特别寒凉，这个以前每年夏天越热整个小腿就会越寒。近两年这个现象少了，这次辟谷又带出来，居哥有什么方法吗？

答：辟谷带出来是好现象，就是潜在的问题，现在暴露出来。复食后，可以多揉揉小腿肚，还有站桩能很好提升阳气。

小腿被称为人体的第二心脏，其重要性不言而喻！人体约有 70% 的血液会集中在下半身，而小腿肚能够加快气血回流，将血液送回心脏，以促进气血循环全身。

中医认为，小腿上足三阳经、足三阴经，分布着 60 多个穴位，是人体重要的交通要道，维护着气血的上行下行。

所以，当小腿出现寒凉、肌肉僵硬、水肿、抽筋等问题，就要注意调理身体的，身体的一些症状，属于提前预警的信号。

以下是关于小腿肚症状的一些信息：

（1）小腿肚又热又僵硬？高血压。

（2）小腿肚热热的但不僵硬？急性发炎、感冒……

（3）小腿肚冰冷且僵硬？手脚冰冷、妇科疾病、自律神经失调。

（4）小腿肚冰冷，但触感柔软？糖尿病。

（5）小腿肚冰冷、柔软，可是没有弹性？肾脏病。

这样看，小腿很重要！人老先老腿，双腿就像树根一样，特别现在经常说接地气，那么双脚的涌泉穴，就是接地气的重要开关。

平时每天用几分钟时间来按摩小腿肚，可以快速提高身体温度，加速血液循环和身体新陈代谢，除养生保健外，还有美颜瘦身的效果。

具体方法可以参考《身体的私人医生：小腿肚》一书。

六、辟谷中，身体的奇妙感受

作者：紫晗

这两天行禅回来，有一些疲惫，然后过一下就会睡觉，今天早上突然转念一想，我是出去采气呀，采到了精华采到了精气，我干吗要累啊？干吗要疲惫呀？所以我立马就觉得满身的能量。

辟谷第 6 天，感觉身体超轻松，精力非常好。之前的艰难，全部过去了。

1. 分享一下小小的感悟

刚刚收到了耳穴按摩棒，然后用大头一边，到处都按了一下，大腿根两侧的筋特别酸胀，小手指那里又胀又酸又麻又发热，从来没有过的感觉，说不出那种感觉，又用小头一边按了一下耳朵，痛的地方很多，每个痛点用力按了一下。

然后杂念纷飞，就去打坐了，一坐下来整个肩周在发热，一直通到手臂，胃部也在发热，咯气，还咕咕叫，颈椎两侧在发热，明显的可以感受到颈椎脉搏的跳动，打坐了近半个小时，轻松地站起来，腿也不痛了，颈椎也软了，好神奇呀。

想去祈请，消除杂念，后来发现，我这样观身体，感受身体，不就是没有杂念吗？

闻枣子，很香甜的感觉，很舒服的感觉。

2. 辟谷第 7 天分享

今天胃也通了，在嗝气，暖暖的，肠道也放了很多气，眼角周围的脂肪粒全部消失，感觉百会穴打开了，左边的腿从足三里一直到脚踝也是暖暖的，皮肤变白了，紧致了，光泽了。

今天阳光、气温正正好，昨晚下了雨，天气不再炎热。

每天早上双耳就会自动鼓着气，一直鼓着，直到中午，睡一觉之后，这种感觉就会消失。我感觉我的听力可能会上升哦。

3. 分享奇妙的感受

平时这个时候散步回来都会睡觉。今天躺在床上没有睡意，就这样静静地躺在床上，然后感觉从左脚的外侧开始发热（左脚一直麻木、胀、痛、肿，有静脉曲张），渐渐的这股热气冲到了腰椎，腰椎有点痛，这股热气冲过去之后就不痛了，气往上冲，然后到了整个左背肌，整个手臂，整个右边，一直到头顶，全是热热的感觉，牙龈也在收紧，手臂也变长了，这时脚踝的地方有一点痛（原来一直是肿胀，僵硬），过了一会儿就不痛了，这种热感觉一直向内扩散，鼻子也通了，慢慢的，感觉整个身体通畅、温暖。从 10 点到现在。突然呼吸的幅度变大了。刚刚听到楼下放音乐的声音，不知道他的声音是大是小，反正我听得很清楚。感觉非常神奇，非常奇妙，整个身子非常暖和。

现在只感觉到了左边气血通畅，右边还没有感受到。期待明天的奇迹。现在起来走一走，看看我有没有歪。我有一种感觉我的听力能恢复，因为它是耳膜内陷，耳膜内陷是因为气血不足。

4. 辟谷第九天分享

最近杂念很多，也带来了一些烦恼，总想去对治它，不去想它，苏老师说，观杂念的变化。

其实，辟谷是一种身心皆修的方法，有人辟谷是为了减肥，有人辟谷是为了让身体健康，也有的人辟谷为了尝试一下……原因很多，各有理由。那么，苏老师之前跟我说过，有人辟谷是为了找到真心。我就想要找到那颗真心，让人身体自由，心灵自主。

记得雪师说过一句话，人就是一堆蛋白质，脂肪，氨基酸加一堆念头。当时我看到这句话的时候哈哈大笑，觉得雪师把人说得太透彻，又太简单了，今天才知道人就是一堆念头和一堆皮肉骨。那么，就在这一堆的杂念中，锻炼自己的定力，修智慧。感恩苏老师。

今天身体没有太大的变化，揉揉筋络骨就好。

想睡觉，连水都不太想喝。

5.9 月 28 日

苏老师好，今天早上起来的时候，口没有前几天干了，喝水也少了一些，发现左耳又发热，前几天也发热了几次，而且发热的面积由前几天的左耳周围扩散到了左边鼻子的地方，左边的鼻子也在发热，左边的脑也在发热。只感觉一个地方堵，那就是气脉明点那里，要是这里能冲开了，那我就真的开悟了，哈哈！

6.9 月 29 日

一觉醒来，感觉自己要化了，一股气直往咽喉里流，眉心开了，眼镜明亮，小腿也在发热，躺在床上，感受这惊奇……

7.9 月 30 日

被一阵阵光芒照耀，醒了。突然发现，有杂念的时候不去对治，观它的过程就好，就把心收回来，放在杂念上，心头上，就像观察身体的变化一样，慢慢的，杂念会很快就没有了，不需要去祈请，不需要对治，只需要观察就好。这是流水三昧，是不执著，不对抗，心不跟随着走，就是如如不动，心不入戏，就是离戏瑜伽。世上本来就没有对治的东西，只需要观察过程就好。

无须对治，光明自然显现。"杂念"也是当下。突然胸中一口气掉进了肚子里，"唰"地心空了，气顺了。

8. 辟谷第 9 天分享

舌头呈粉红色，精神很好，耳朵前上方的经络开始痛，揉一揉之后，眉心开，眼睛明。整个脚背部发热，脚足跟发热。一天一个变化，越来越好，越来越好。

今天复食，满身能量，只吃了早上一餐。小半碗小米粥。

9. 复食第 2 天

早上起来好饿啊，吃了两个干枣，还是饿，又喝了一杯生姜水，还是饿，后来再吃了一个苹果。

今天散步的时候，我在想，感觉自己像一只行驶在大自然中的小鹿，好轻松的身体。腿不疼了，腰不痛了，身体倍儿轻松。

10. 10 月 7 日：复食第 5 天

感觉整个人在地面上飘，感觉脚很轻松，不着地的感觉，我现在在努力的感受脚与地的摩擦，用脚使劲地去踏地。背了六个红薯，三根山药，一根玉米，一个小电饭煲，感觉不到分量，一点也不重。

11. 10 月 18 日：汇报一下这几天的情况

（1）很想织毛衣，时时刻刻都想着织毛衣，禅修的时候想毛衣，走路的时候想毛衣，有空闲的时候想毛衣，做事的时候想毛衣，睡觉的时候想毛衣……最后，除了禅修，散步，练功，静坐，其他的时间就是织，天天织毛衣，看的书也少了。织毛衣的时候也会想到呼吸。

（2）很想吃东西，买了很多吃的菜、水果，零食也买了，但是买的不多，不敢多买。

（3）观呼吸的时候全身微暖，会出微汗，前天感觉胃部发热至两肋边，向上至两乳之间，当热气到达这个地方的时候，我哭了。（说不清什么原因，并不是说开悟而哭，只是那个暖气达到那个地方的时候，就是想哭。）昨天禅修时，腹部一直有一股暖气，肚子暖暖的。

这几天，天气不好，总是刮风下雨，散步的时间少了很多，因为总是想打毛衣，按摩的时间也减少了一些。

（4）体重增长到了 102 斤，感觉能吃东西真的很幸福，现在吃东西比原来多很多，在这期间吃了一次鸡汤，没有任何问题，昨天吃了排骨汤，今天早上感觉手胖了，紧了一些，我想肯定是湿气。今天胃有反应，舌头有反应。

排便很好成形，不粘壁，干爽，但排便过程有些困难。一天一次，有时候一天两次。今天没有。

昨晚脚抽筋。平时晚上八九点钟就会睡觉。总是半夜两三点钟醒来，之后就不想再睡。

感觉自己回到了从前。其实，日子一直没有变，一直是这样，每天都是吃饭、穿衣、睡觉、工作、学习……变的是人心，折腾的也是人心，日子还是那个日子。感觉自己也平静了很多，很享受现在的生活，也会享受做事的过程，每天轻轻松松做做家务，轻轻松松织织毛衣，轻轻松松看看书，在这轻轻松松的过程中，会丢掉警觉。也发生了生活的轮回，习惯、习气、思维，很难转变，有一种根深蒂固的感觉。比如说，会吃得过饱，会舍不得倒掉剩菜，会在早餐还没有消化的时候，又和家人一起吃午餐，之后又会过饱。

（我是早上 9 点吃第一餐，下午 2 点吃第二餐，老谈是 7 点多钟吃早餐，中午 12 点多吃午餐，晚上 5 ~ 6 点吃晚餐）

只想待在家里，哪里也不去，感觉自己有一点像半闭关的日子。

辟谷的时候，感觉自己像计算机一样在清除病毒，之后重新装程序，随着复食之后，身体慢慢的恢复，又感觉很多状态回到了从前。

七、活成自己喜欢的样子

作者：秋水

记得当年给单位的辞职报告上写着：过自己想要的生活。那我想要怎样的生活呢？我想做个身心自由的人，想要生命自由的舒展，活成自己喜欢的样子。

（一）活成自己喜欢的样子

多年来，我一直在努力摆脱身上的层层束缚，那些令我压抑的，伤感的，困顿的，窒息的人和事，最终都渐渐远离了我。

记得当年给单位的辞职报告上写着：过自己想要的生活。那我想要怎样的生活呢？我想做个身心自由的人，想要生命自由的舒展，活成自己喜欢的样子。

于是拾起年少时的梦想，去漫游天下，背起行囊，开启了自己的漫游之旅。最终发现我喜欢的只是大山大川，喜欢那份辽阔与纯净，于是新疆和西藏，我一去再去（见图5-2和图5-3）。但闲暇时，却忍不住自问，这就是我想要的生活吗？不是不困惑的。

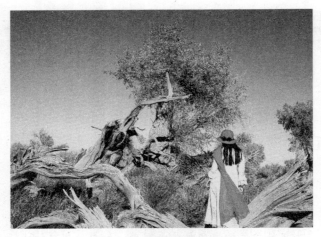

图 5-2　新疆伊吾胡杨林

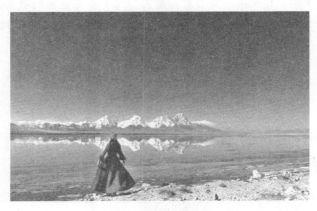

图 5-3　西藏多情措

　　疫情期间，被困家中，困惑也越来越深，我是谁？人生的意义究竟是什么？直到一次偶然的机会认识了孙老师，从他口中听说了人生是一场修行。于是在完全无准备的状态下，抱着纯体验的心态来到了江油市，参加了 5 月 13—17 日的辟谷游学。

　　初到山房，便是一抹小欣喜，我喜欢这个院子（见图 5-4）。藤萝满墙，杂

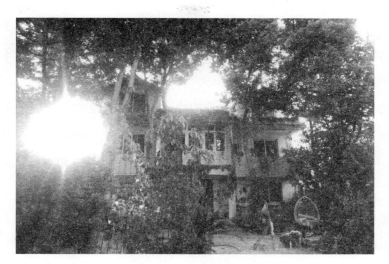

图 5-4　于源创山房辟谷

花满地，空气中浮动着一抹淡淡花香，还辟出了一片小菜园。屋旁植了几棵大树，浓荫里鸟鸣声声，抬眼便是乾元山的云气起合，这环境，真有几分宁静悠远的味道。

　　每日里随苏老师采气打坐学习，辟谷几日并没有什么不适，第三日还爬乾元山呢，只是稍觉腿脚无力而已。17 日晚复食时，一小碗小米粥也喝得无比香甜，有点幸福的味道。

　　我知道我瘦了，因为背明显薄了，腰也细了，本已绝期几个月出现更年期潮热症状的我在辟谷第四天早上，例假又重新开始了。回家一称体重，足足瘦了十斤。

（二）我的放下其实也不是真放下

　　本以为这次游学之旅就这样圆满地结束了，18 日上午蒲老师来到山房，查问各位学员本次游学所得。我说自己就是个小女孩，说一路已经放下了很多东西，蒲老师却指出我这只是自我防御，说得我心中一震，仔细想想，我的放下其实也并不是真放下。再聊到心灵创伤时，我情绪几乎失控了。

在心底，父亲一直是我无法言说的痛，哪怕时间过去了近三十年，仍然不能释怀。我以为我已经把它包裹得很好，我以为我已经淡忘了，以为它只是留在了记忆的最深处，只要我不去触碰，就不会受伤，却不知道伤口是永远会在的。

蒲老师说这是一个脓疮，你必须挤破它，释放出来，你才能真正放下，在此谢谢蒲老师。

回家后，找机会与苏老师聊起了父亲，聊起了自己内心的悔与愧，其实我需要的，也只是一次释放与聆听罢了。感谢苏老师耐心细致的聆听，并给予适当引导。聊完后，心里平静多了，第一次念起父亲时没有泪意上涌，而更多是伤感。

（三）愿每个人都可以对世界温柔以待

回家后最大的感受就是饿。也许是肠胃功能恢复太快，复食的食谱已经远远跟不上我饿的速度，每天凌晨 12 点准时饿醒，目前是复食第四天，我已经完全恢复正常饮食，除了没吃肉，饭量还比以前大了不少。

感觉心变得更柔软了。以前听家里老人唠叨，面上虽不说什么，心里多少是有点不耐的。现在再听老人唠叨时，会耐心地倾听，再鼓励她继续说下去，毕竟老人也是需要倾诉的不是？

味觉变得更敏锐了。以前做菜喜欢调味，把各种滋味调和出最和谐的口感，在味蕾上充分释放。现在做菜，一把小菜倒点生抽，滴几滴香油，让菜蔬自然的本味充分激发出来，也一样美味，有点返璞归真的味道。

生活，越简单越好；快乐，越纯粹越好。

愿每个人都可以对世界温柔以待。

八、身心最大的障碍：认知的局限与偏执

鸣悦 2022 年 05 月 22 日

认知的局限与偏执，往往是我们身心健康最大的障碍。辟谷的过程就是在颠覆我们最普遍最固化的对自身对生命系统的认知，突破身心极限，改变思维定式。

复谷最后一天，前后历经近半月的辟谷体验，对释缚脱艰有了切身的感受与领悟（见图 5-5）。

参加课程前，对辟谷的理解仅仅停留在身体层面，但十来天经历下来，感觉最大的考验其实更多地在心理层面。坚持亦或放弃？

刚开始心理始终处于摇摆不定之中，我想如果没有领课苏老师全程专业悉心的指导与照料，自己是真没信心做到几天时间绝对不食的。特别当身体的不适感、难受劲一旦袭来，内心不自觉地会产生波动不安，甚至退缩。

好在整个课程期间，老师会通过针灸、牵引、正骨、采气、冥想、打坐、登山运动等不同方法，及时帮助修习者处理调适各种问题，更由每个人身心产生的种种状况及变化，随机生成理论课内容，在每天的即兴讲授中进行系统且具有针

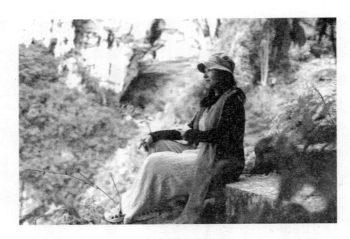

图 5-5　乾元山辟谷

对性的阐释与探讨，帮助修习者在认知理路上逐步得以明晰提升。

认知的局限与偏执，往往是我们身心健康最大的障碍。辟谷的过程就是在颠覆我们最普遍最固化的对自身对生命系统的认知，突破身心极限，改变思维定式。随着一天天全断食对身体产生的彻底清理、修复、重塑，随着体重一天天迅速减轻，发现内心对身体、他人、周围环境的感知觉照变得越来越细微、越来越清明了。

这两天复食，更感觉对吃进嘴里的每一种食物有了十分精微的分辨与觉察，健康或不宜的食物，入口即知。这种体察不仅仅停留在口味喜好上，更有身心与食物在能量转换层面的交融甚至穿透……

逐渐地，头脑完全放下，事来则应，事去不留。更为奇妙的是，似乎所行皆好运，遇见的人事物正巧应对当时所需，不多不少，刚刚好。

就像此刻，细细品尝着灞桥上清甜鲜美的红樱桃，心里产生的愉悦联觉，瞬间又让我感受到修习地江油书院的花舞清风、云游山峦……

九、终南游学行记：活在生命的觉醒里

作者：秋水

　　这许许多多的自由而率性的修行者们，为我开示了如此丰盈而璀璨的生命形态，原来人，并不仅仅活在红尘俗事里，更活在生命的觉醒里。

（一）终南山鹤场感悟寺

　　终南山鹤场感悟寺，建于观音山巅之上，仅能徒步到达。上山羊肠小道，俗称骡马道，坡度不急，奈何全上坡，需不断爬升几小时方能到达（见图5-6）。

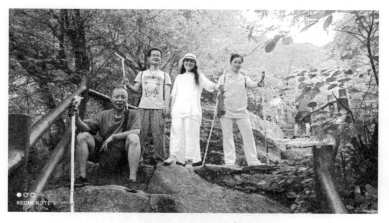

图5-6　终南山辟谷

虽有林木荫蔽，清风习习，鸟鸣清幽，光影婆娑，仍是挥汗如雨，步履沉重，加之腹中空空如雷鸣，每迈出一步都需尽全力。盲人摸象般往上爬，只知寺庙就在山顶，无数次告诉自己快到了，就快到了，便又爬过了一片山峦。当寺庙遥遥在望时，虽不确定，脚下却又凭添了几分力气，脚步也轻快了许多。

在后山门处遇一居士，当被告知这便是感悟寺时，如三伏天饮下了一杯冰镇酸梅汁，心中畅美难言。一行五人相视莞尔，下午三点半了，毕竟我们还是到了。

感悟寺正在维修中，大殿空地上堆满了木料石料，我们此行游学参访的诗人禅者贾老师正挥锯解木料，见我们一行人，也并没有太多客套，只是茶水侍候，听闻我们还没吃饭时，又去张罗面食，话不多，很质朴的一个人。

庙里住持何老师，82 岁高龄，非僧非道，自言守庙人，在更高的岱顶老母殿已守庙十七载，搬到感悟寺才不到四载，而感悟寺的老住持李老师已经仙去了。

何老师慈眉善目，目光恬淡宁静，让同行的于老师一见便思念起妈妈，拉着手流泪不止，结下一段善缘（见图 5-7）。面条上来时，一人一碗，素炒白菜作馅（见图 5-8），也许是饿狠了，一时风卷残云，连面汤也喝了个干净，下山时张老师还念念不忘，要照着原样再来一大碗。

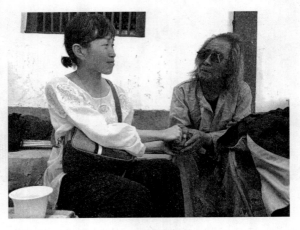

图 5-7　何老与于师兄

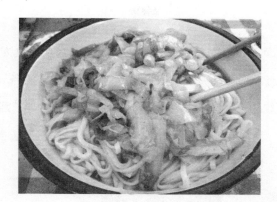

图 5-8　素菜面条

时光在絮絮闲谈中流走，不刻意，很随性。初上山时并不认识何老师和贾老师，在聊起一些人和事时，发现都是旧相识，这种感觉很微妙，缘来似水，涓涓而流，由你心，入我心。

拜祭过圆照法师佛塔后（见图5-9），我们也该下山，打道回府了。何老师一人奉送了一本《感悟寺夜话》及一根木杖，言山道难行，下山时多小心。并言下月客房打理出来，相邀再聚。

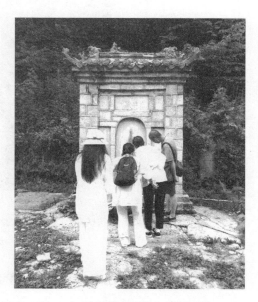

图 5-9　圆照法师舍利塔碑文

（二）一切多是最好的安排

执杖下山，才发现上山另有其路，只是其路全由石阶而成，并不比我们走的骡马道轻松。

　　沿石阶漫道而下，林木葱茏，野花满径，鸟鸣泉流，九龙潭从山顶蜿蜒而下，一路寻着泉流，听着泉鸣，从第九潭下到第一潭，潭潭各异，或幽深，或甘冽，或宁静，或欢快，皆言我们上山走错了路，却也走对了路，上山宜虔诚空性，放低了姿态，正合走坡度更缓的骡马道，而下山时得道忘言，心情舒爽，正合游赏九龙泉，一切都是最好的安排（见图 5-10）。

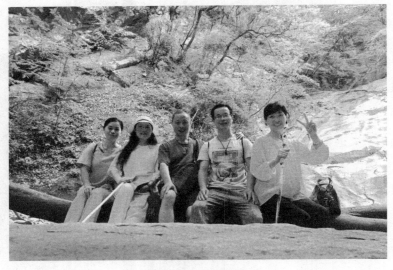

图 5-10　龙潭合影

　　回到无心堂时，已近晚 8 点，在灯下翻看《感悟寺夜话》，文字质朴厚重，有种岁月浸染过的从容与豁达，喜欢这样的文字。

　　遥想经年以前，两位老人，在敝败简朴的老庙里，就着风雪，就着绳床瓦炊，或指点江山，或针砭时事，或谈佛论道，或诗茶相合，这样便是一生，隐者的一生。

（三）开启新世界的大门

如果说第一次参加辟谷，是开启了新世界的大门，这一次游学终南山，便是开眼界，长见闻。

在这里，体险到了赤脚登绝顶的肆意，参访了由内而外皆干净，笑容和熙如春风，一个人清修的清源师；拜访了用生命在吟诵的"空谷灵音"怀虚道长，他长怀一颗赤子之心，瘦弱的躯体里迸发出的生命的激情，令人动容；以及和光同尘的气功大师张老师，逢人只见特点而无缺点，包容万物却又有点小执着的"好为人师"，看他与马姐的秀恩爱互动，禁不住笑了又笑；还有在古庙潜心修行著书的诗人禅者贾老师；红尘中修行的华泽师；倾十年之力打造问山房，与琴茶相伴的老谢等（见图 5-11）。

这许许多多的自由而率性的修行者们，为我开示了如此丰盈而璀璨的生命形态，原来人，并不仅仅活在红尘俗事里，更活在生命的觉醒里。

灵性的世界，如此丰盈动人。感谢我的领路人苏老师。

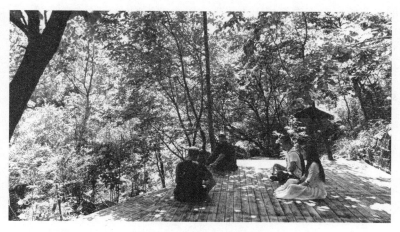

图 5-11 老谢的问山房一隅

十、颠覆你的认知："三尸九虫"与"云南蛊毒"

作者：李文起

点评：苏连居

从辟谷日记到点评，涉及辟谷的体验和方法，点评中详细介绍了"三尸九虫"以及"云南蛊毒""肠道菌群"等精彩的内容，用了整个上午的时间整理成篇。唯有实践，才能转化知识，愿此文对你有所帮助和启发。

（一）第一次的体验

自然醒来，比吃东西的时候头脑清醒，身体也比较轻盈，现在开始做冥想训练。口干舌燥，喝了两小口矿泉水。

好的，老师，我现在下楼出去采气，第一次听说采气，试着感受一下。

早上第一个不好的念头，给了老婆，我说我今天早上去采气，你起床做饭，老婆竟然没理我，心中就升起了一点气，觉得平时我做饭就做吧，关键的几天，你还这样，看这人的妄心是多么的有意思。

大家要对苏老师有信心，对自己有信心，相信遇到问题的时候，苏老师会帮助我们的。加油！

昨天没吃饭，喝了一瓶矿泉水，吃了 5～6 个枣核，前天中午一碗粥，晚上没吃东西，都说第三天最难熬，今天算第几天呀，各位老师。

昨天一整天状态是真好，除了肚子经常咕咕叫，竟然没有耽误工作，今天感觉浑身累，不想动了，不过还是咬牙去公园转了一圈。

上称一称轻了六斤，即将看到胜利的曙光，加油啊！

@ 苏连居苏老师，这两天每天早上五点准点醒来，昨天跟着儿子跑了一会儿，实在太累，昨天感觉精力还不错，就是体力差，今天早上吃的比昨天多了，现在神清气爽充满活力，特别感恩苏老师感恩各位老师的相遇。

现在竟然有点怀念辟谷的感觉了，这几天的课程太超值了，以前不管怎么特别注意，稍微吃点东西，就还会不舒服，心里本能的就会想，我咋这么注意还是会难受，你咋就好不了，就会特别的泄气。通过这次学习，我明白，平时不但要注意各种生活习惯，在身体有问题的时候要积极的去观察自己，要多给自己积极的心理暗示，让消极的念头无处遁形，身心才能达到和谐统一。

点评：第一次辟谷有很多细节都非常的关键，比如不能洗热水澡，学会简单的食气方法，做好思维的编程输入（暗示法），配合动功的练习。

还要了解辟谷中会出现的一些身体和心理的反应，出现了，怎么处理等。

关于体重方面，胖的人自然会瘦下来，瘦的在辟谷期间会变得更瘦，但复食后，随着脾胃的修复，瘦的人体重会增加一些（指体重过低的人），辟谷的目的不在减肥，但体重也是衡量健康的一个重要数值。辟谷会让人体恢复到平衡的状态。

关于饮水，也有很多的注意事项。基本上是感觉渴了再饮水，最好是生水，但脾胃不好的朋友，可以喝温开水，绝对不要喝热水。

一般情况下，辟谷只喝水，但也根据每个人身体状态而论。准备大枣主要不是用来吃的，而是含枣核食气，舌头经常搅动而生津。

也可以练习"玉液功"，所谓：饥食自然气、渴饮华池浆！方法如下：

（1）叩齿：上下连叩 36 次，感热气上冲为宜，无此感再叩 36 次。然后再叩门齿、臼齿各 36 次。口津满，分三次送入丹田。

（2）舌头搅海：8 次

（3）搓热双手，干浴面。

以前师父带辟谷的时候，还教过一个很好玩的功法，我叫它"蛤蟆功"吧。主要是闭口，然后两腮鼓起，用力一缩，让两腮向内发出鼓鼓的声音，配合双手抓起的动作，口腔内很快就能生出甜甜的口水。

因为两腮一鼓一缩，非常像蛤蟆的动作，故起名"蛤蟆功"。

（二）辟谷日记

2021 年 9 月 26 号，星期日下午 5:14

坚持连续写日记的第十天，也是此次辟谷的最后一天，一个值得纪念的日子，小雨下了一整天，在家里纯休息了一天，这一天里头脑中闪现了无数的美食，甚至小时候最爱吃的东西，此时也全冒出来了。所有能吃的东西此刻在我眼中都成了美食，看着桌上的残羹剩饭真是馋呀，不过你一定要明白，今天的付出不会白付出，一定会有收获，会有回报。比起以前那个病病殃殃什么都不敢吃，什么都要忌口，每天战战兢兢吃饭的自己，长痛不如短痛，又可以少吃药，又可以不扎针灸了，省钱省时不说，还能顺便锻炼一下自己的意志品质，多少好处呀。刚才做了一会冥想训练，在冥想过程当中让胃放松的时候，我告诉自己的胃，这么多年一直没休息过，你就好好休息休息吧，没想到身体的饥饿感真的减轻了许多，心也平静了许多。

随后做了洗髓功，此时身体的能量，似乎瞬间恢复了，活力满满，越发感觉传统文化真是好东西，只是这好东西，经常被这颗世俗欲望的心填满而无处安放了，追求一生未必能得到自己真正想要的东西，而自己真正需要的却又大多懒得去追求，多么荒谬的世界。回首这几年感觉自己很幸运，在最黑暗无助迷茫的日子里，碰上了阳光积极充满能量和慈悲的一群人，拖着我一路前行，走过了那段不堪回首的岁月，不知自己几生修来的福分，其实我是一个本身十分多疑心理阴暗的人，正是因为这几年传统文化的学习才让我这次的辟谷对苏老师有了坚定的信心。以前觉得自己命好苦，失去了太多太多，而现在就感觉自己是多么幸运，能够在活着时找的方向感受到温暖，我无比幸福。感恩各位老师，期待和各位老师相见的那一天。

点评：很多人辟谷期间，并不是真的饿，而是有很想吃东西的念头。这是怎么产生的呢？道家辟谷最主要的目的之一，是除去"三尸九虫"。

道家认为"三尸"，指人身三虫，人身作祟之神，喜食人精气，耗人元神。《酉阳杂俎·玉格》："上尸青姑，伐人眼；中尸白姑，伐人五脏；下尸血姑，伐人胃命。"《洞神玄诀》曰："上虫居上丹田，脑心也，其色白而清，名彭居，使人好嗜欲凝滞；中虫名彭质，其色白而黄，居中丹田，使人贪财好喜怒，浊乱真气；下虫其色白而黑，居下丹田，名彭矫，使人爱衣服，耽酒好色。"需要注意的是，三不是三只虫子，而是三生万物，代表很多的意思。也就是说，人身内居住了非常多的虫子，现代叫细菌。

唐末五代所出之《太上除三尸九虫保生经》，除讲"三尸"和守庚申外，着重讲腹中"九虫"：伏虫、回虫、白虫、肉虫、肺虫、胃虫、鬲虫、赤虫、蛲虫，并附图说明该"九虫"所能导致的各种病变及灭"九虫"的药方。

道家认为"三尸九虫"主要依赖谷气而生，故通过辟谷来饿死它们。《云笈七签》卷八三曰："人身并有三尸九虫。人之生也，皆寄形於父母胞胎五谷精气，是以人腹中尽有尸虫，为人之大害……身中三尸九虫种类群多。"

金庸先生在《笑傲江湖》中就发明了一种"三尸脑神丹"，书中说药中有三种尸虫，服食后一无异状，但到了每年端阳节午时，若不及时服用克制尸虫的解药，尸虫便会脱伏而出。一经入脑，服此药者行动便如鬼似妖，连父母妻子也会咬来吃了。

虽然是武侠小说的段子，但现实社会中，哪个人没有吃下这"三尸脑神丹"呢？上尸好华饰，中尸好滋味，下尸好淫欲。平时没有异状，一旦欲望发作，不能及时克服，可能就会丧心病狂，什么事也做得出来。

即使及时克制住了，但"三尸九虫"未除，身心总是备受煎熬，那么最好的解药就是"辟谷"。

熊春锦先生认为，九虫有显态和隐态对应，隐态又决定着显态。所谓显态，就是人类能够用肉眼和显微镜观察到的虫体和细微的细菌。

> 例如，胃腑中的胃虫，在显态的对应是"幽门螺旋杆菌"，它是造成胃炎、溃疡和癌症的消化道杀手。但是，西医学却是近年才发现它，而慧观却早在几千年前已经发现。慧观中的肺虫，同样是呼吸道的杀手。其显态的实相，是某种细菌，还是病毒，尚难确定。迄今为止，西医学还未发现它的实体。人类不应当等待肉眼发现后，才去防治疾病。（熊春锦《道医学》）

《素问·四气调神大论》中提出："是故圣人不治已病治未病，不治已乱治未乱，此之谓也。夫病已成而后药之，乱已成而后治之，譬犹渴而穿井，斗而铸锥，不亦晚乎。"

如果把"三尸九虫"当成人体的寄生虫和菌群，应该会更好理解一些，当然隐态的才是决定显态的关键。

1908 年法国学者尼科尔在刚地梳趾鼠的单核细胞内发现了一种未知的人体寄

生虫，其结构和进化程度上要远比细菌复杂和高级，由于其在滋养体阶段呈现略微弯曲的香蕉形或新月形，所以人们将其命名为弓形虫，生物学上属于原生动物门。

有学者认为，这是古人早就认识到的"三尸虫"，除了道家修仙养生会通过一些方法来祛除"三尸虫"外，据说云南苗族以及南洋的降头师也早就用三尸虫来做巫蛊。

云南苗族的"三尸蛊"毒性最为猛烈，被称为"十三蛊毒之首"。相传此蛊由蓝、红、白三色毒虫腐败后配制而成，中此蛊者，片刻即发作。此蛊于人体内，吸食精血，令宿主全身痉挛、起毒疮，能杀人于无形。即使保全性命也会终日咯血、面色青黑而形体消瘦，并且终身不愈。

虽然比不上"三尸脑神丹"那样可以控制人的精神和身体，却更加阴毒。随着现在医学的发展，关于三尸蛊毒的认识也并非空穴来风。

比如弓形虫就可以寄生在人类的大脑中，操纵人体多巴胺的分泌水平，从而影响人的思维、食欲和性欲。更糟糕的是，令人患上精神分裂症、抑郁症、焦虑症、自杀等的可能性增加。

所以，如果一个人懒惰、思维迟钝、喜欢肉食、性欲增强，缺乏理性、容易服从；这可能是体内的虫子在作怪哦。包括饥饿，口腹之欲，有时候不是你真正的需要吃，而是肚子里的虫子想吃。美国俄亥俄州立大学心理学及神经科学教授盖理·温克博士称，弓形虫会让男性性格外向，而女性则会变得多虑且滥交，有自杀倾向。

"美国生物学家拉弗蒂曾认为：弓形虫传染到人身上后可以改变人的性格，而地球上几乎半数人间接地感染了这种寄生虫，弓形虫在一定程度操纵着人类的历史进程。由此看来，如果这种脑控寄生虫在人体内继续繁衍、进化，或许在不久的将来，人类会成为这些脑控寄生虫的提线木偶。而大多数人终其一生，或许只是在同另一个自己战斗。"

看这段话，是不是有种毛骨悚然的感觉。你以为你是你，其实你根本不知道你是谁，根本主宰不了自己。

当然也不必过于灰心，古人其实早有应对的办法。

今天看到一则新闻说，一个 16 岁的男孩通过粪菌移植治疗自闭症。方法是把健康者的细菌和菌液，移植到患者的体内，改变肠道菌群和环境。

男孩经过 6 次的治疗，效果显著，从刚开始不和家人说话，到现在已经能够和家人沟通了。

千万别小看细菌，肠道菌群能控制人的大脑意识和行为举止，包括影响你的食欲、选择伴侣等，它是人体的第二个大脑。比如我们有一种血清素叫 5- 羟色胺，它能调节人的情绪，大脑只能合成 5%，胃肠道能合成 95%，抑郁症、自闭症都跟这个有关系。

有三个数字可以显示肠道菌群的重要性：它掌管着人体 70% 的免疫力，排除 80% 的毒素，消化吸收 95% 的营养物质。可以说，肠道微生物群就是人体整个代谢系统的连接者。

肠道菌群对人体的健康有多重要就不必多说了，你可以用现代医学的方法改善身体的健康，也可以从传统的文化中汲取智慧。继续看辟谷日记吧。

（三）复食之后

可能这两顿饭吃的多了，肚子还会涨，下次一定严格按照规矩来一次。这次就算打个基础吧。我开始了 21 天，坚持八分饱的生活。今天是第一天，以后这21 天里绝不多吃一顿饭。

@ 苏连居苏老师，我要让自律变成一种生活习惯，改掉自己以前饿一点就想吃东西的毛病。既是修身也是一种修心。以前我老是做不到，老是做不到。通过这次辟谷实践，我感觉我能做到了。

@ 苏连居苏老师这一次我做的不是很好，不过还是有很多收获，以前饥饿的时候不自主的就吃东西，而且总是吃多，现在能够学会观察自己的身体，也学会一些饥饿的时候能想到对治的办法。这两天精神状态明显比之前好很多，头脑的思维更灵敏了，以前那种昏昏沉沉的感觉，轻易几乎没了，辟谷的时候两条腿特别沉重，脖子也僵硬疼痛，这些感觉都消失了，肚胀的情况减轻了许多，虽然没有彻底消失，但是给我奠定了很强的信心基础。这两天没有因为身体不适有心情受到影响的感觉了，总体来说，是一次收获满满的很美妙的经历。非常感恩苏老师，感恩各位朋友的一路相伴。人的信心很重要，身体也好，心里也好都是这样，当我们收获信心的时候，大自然的能量就源源不断地会传导给我们了。这些积极的正能量将成为我们坚实的后盾，成为我们以后的人生路上最宝贵的财富。再次感谢与各位老师的相遇。

点评：辟谷的成败关键，往往不是在辟谷期间，反而是在复食的时候，只有做好复食，才能算是走完了一次完整的辟谷体验。因为只有三天的时间，算是为将来打下基础，当然，三天有三天的收获和效果。

不要刻意去追求天数，更重要的是观察身心的变化，循序渐进，特别是没有基础和身体羸弱的朋友。复食期间，也容易引发潜藏的欲望，比如食欲，不控制好，很容易吃多，同时也证明，身心意识还没有得到深层的净化。

这个时候，遵循复食的注意事项就非常的重要，它就像戒律一样，能够保护身心不受没必要的伤害。辟谷的收获绝对不仅仅是身体方面的，更多的是心灵，其实身心本为一体，不可人为分割。学会观察身心的变化非常重要，佛学中就有四念住，观身念住、观受念住、观心念住、观法念住。

三天辟谷，一共上了 6 堂视频课，其中讲到"如何观察食"，引用到佛经《成实论》观食厌品：

"一切苦生皆由贪食，亦以食故助发淫欲。于欲界中所有诸苦皆因饮食淫欲故生，断食贪故应修厌想。又如劫初众生，从天上来化生此间，身有光明飞行自在。始食地味，食之多者即失威光，如是渐渐有老病死，至今百岁多诸苦恼。皆由贪着食故失此等利，是故应正观食。

"又贪着饮食故生淫欲，从淫欲故生余烦恼，从余烦恼造不善业，从不善业增三恶趣、损天人众，是故一切衰恼皆由贪食。又老病死相皆由饮食，又食是深贪着处，淫欲虽重不能恼人。

"如为食者，若少壮老年在家出家，无不为食之所恼也。又应食此食而心不着，未离欲者是最为难。如受刀法如服毒药如养毒蛇，是故佛说当修习心，以此而食不为贪食苦之所恼。有诸外道行断食法，是故佛言：此食不以断故得离，当思而食。若但断食，烦恼不尽，则唐死无益。是故佛说：于此食中应生厌离想，则无上过。

"问曰：云何于食应生厌想？

"答曰：此食体性不净极上味食果皆不净，是故应厌。

"又如净洁香美饮食不即净时能利益身，以齿咀嚼涎唾浸渍状如呕吐，堕生藏中能利益身，故知不净。

"又此饮食不知故乐，若人虽得美食还吐出已更不能食，当知以不知力故以之为美。又以饮食因缘受田作役使积聚守护如是等苦；由此因缘起无量罪。

"又所有不净皆因饮食，若无饮食何由而有皮骨血肉及粪秽等诸不净物。又所有恶道诸厕虫等，皆以贪着香味故生其中。如业品中说，渴死众生生为水虫、愦闹处死则生鸟中、贪淫欲死生胞胎中，如是等。又若离此食得大乐，如生色界及泥洹中。又随以食故有稼穑等苦。如是观食不净苦，故应修厌想。"

观饮食，在辟谷中特别想吃东西的时候，复食的时候，都可以按经典思维观察饮食，如此，必有更深的体悟。最后，感谢所有参加《辟谷：生命的重生》第一期的朋友们，因为有你的参与，才促使我更深入去探索生命的奥妙。

十一、抑郁后的自我拯救

第一期线上辟谷学员：圆满

这是一篇非常真实的记录，记录了真实的感受，圆满说她文笔不好，写得比较乱。我说，没有关系，真实的最美。真正的强大是内心的自主，几天的时间里，见证圆满身心的转变……

1月19号今天是我辟谷后第三天，感谢苏老师的三天辟谷课程，老师在辟谷前一周发来了辟谷基本知识和内容，让我们提前调整饮食结构，同时练习辟谷的基本方法。

我今年35岁。34岁怀孕，35岁生娃后，有长达半年多的产后抑郁。那时我的心情很糟糕，经常想哭，胡思乱想，还会莫名其妙地发脾气。

每天我就躺在床上不想动，整个人被负面情绪笼罩着，和人说话时口无遮拦，还经常抱怨自己的家人，家里人都想带我去医院看看神经科了，我就一直都活在这样的痛苦里。

在辟谷前看到苏老师发的朋友圈，然后咨询了一下。经过和苏老师的沟通，我把积压在内心里一直不能释怀的心事都说了一遍，老师真的很耐心地帮我解释每一个内心积压的问题，告诉我很有必要参加这次的辟谷，身心会很受益。

在我的认知里，辟谷就是不吃饭，可是在真正开始辟谷时，却学习到了很多辟谷的专业知识，完全和自己想的不一样。

辟谷三天的时间，安排在星期五、星期六、星期天。我是提前几天就开始调整饮食，第一天辟谷早上 6 点没起来，看了直播回放，学习了第一节课，做了功课没什么太多反应。感觉就是有点饿，饿了我就喝点水。

我属于不自律的人，课件让一天喝 500mL 矿泉水，我喝的是家里的过滤水，一饿就喝。中午实在饿得不行了吃了几颗花生，苏老师问我身体状况，我说感觉很饿。

老师说，辟谷一般只喝水！饿的话，可以调息，食炁。实在饿了就含颗枣核，多咽口水！但不要吃花生。老师让我用呼吸法调整，再仔细学习一下《3 天线上辟谷前行》，这些我都没做。

终于到了晚上，听苏老师直播。说实话，心不静，一点都听不进去，进直播间听一会儿就出来看看这，看看那的。晚上还是很饿，只能喝水，10 点前弄好孩子就睡觉了。

辟谷第二天。闹铃 6 点没听见，早上 8 点起来称了体重，瘦了 2 斤左右。继续看苏老师的直播回放，做了早课。

第二天的感觉，身体很轻松，头不那么沉了。我以前躺下睡觉时，头很沉很蒙，现在没有了，整个人很轻松，真的很排毒。还有，我从 20 多岁有一个很不好的习惯，这几天也没有了。心里开始对辟谷有了信心。

（一）对辟谷开始有了信心

第二天辟谷早课、中课、晚课，老师的直播，我都是看了回放。比起第一天，心静了很多。但是在第二天，负面的念头又开始卷土重来，想起之前和我婆婆发生的争执，我老公对我的不开心的事，一遍一遍的在脑子里对话，那种折磨人的痛苦又来了。

苏老师来问我身体状况，我告诉他都挺好的，就是负面念头很多。苏老师让我做功课，不用去管念头，我理解的意思就是念头来了不用管，做自己该做的事。第二天整体是很痛苦的，都是心里和念头的苦。晚上我就出去走了半小时回来后听苏老师直播，心不静听不进去。

第三天早上终于按时起来了，称下体重，瘦了 6 斤，然后看苏老师的直播做了早课。

今天的早课念头少了，心里不烦躁，身体很轻松，只是依然觉得很饿。负面的情绪少了很多，只是还会不自觉的偶尔冒出来。我的处理负面念头方法就是，负面念头来了不管它，心里默念心经就过去了。

现在的我不抱怨了，也不挑剔，不怎么急躁了，脾气很明显好了很多。很饿的念头就是想赶紧结束，吃点东西。苏老师把辟谷结束后的饮食发到群里，辟谷过后三天小米粥，然后素食一段时间。

（二）让内心充满爱

辟谷结束后第一天早上，体重瘦了 6.8 斤，早午晚喝了小米粥，一整天的感觉就是终于可以吃饭了，但是还是饿。我就会看各种美食直播，真馋的不行。

我突然反思到一个问题，赶紧微信发给苏老师，告诉他我花钱特别没有计划，喜欢乱买东西，去看各种美食博主推荐的餐厅，然后赶紧享用美食带来的满足感。

我反思的问题是什么呢？第一原生家庭对我造成很多伤害，缺失了很多爱。我一直向外求的东西，就是用物质和美食的满足，来填充内心的缺失。

所以向内求，让自己内心充满爱，而不是向外求，用物质来填满内心。

辟谷的道理，就是让我们调整身体的同时，调整内心和观念的正确认知，发现问题后，用正确的方法调整而不是对抗，当负面念头来了，自己要知道怎么找个出去的门，而不是一直纠结在这个念头上。

我在外人眼里的评价，是强势的，说话伤人，为人善良。因为缺少爱，有爸爸和没爸爸一样，有妈妈和没妈妈一样，所以内心的嗔恨从小已经开始了，只不过我还没发现。一直到了成年后，一遇到不顺心的事和困难的时候，就会把所有的问题都怪在父母身上，一次又一次对他们恶口，就是原谅不了，弄得自己内心极度自卑。

通过三天的短期辟谷，我有了一个新的体会和认知上的转变，懂得发现自身问题，不纠结不停留，继续往正念上走肯定会出来的。如果有缘看到我的辟谷心得，那您一定是与正知正念有缘，有时间来亲身体会一下苏老师的辟谷课程。

十二、人生，总要遇见不一样的风景

作者：于燕红

有句话说，真理只需一张纸就能表述清楚。

3月12日，改签火车票，出发去绵阳。这次游学的地方是——绵阳江油——李白故里（见图5-12）。

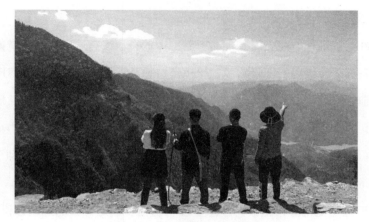

图 5-12　太乙真人道场：乾元山

到达江油火车站，坐上出租车，半个小时的路程，来到了江油，一个比较偏僻的乡村。

苏老师听见了汽车的声音，打开门出来迎接。苏老师还是那样年轻、帅气、阳光、朴质、淡定。提前两天辟谷，苏老师带我们去爬山，采气，采能量。开始爬山的时候软弱无力，到了下午，反而精神、能量越来越充足。

山里的风景也是美不胜收，只有看见了，感受到了，你才知道大自然那种美是无法用语言去表达的，只有你身临其境，你才会有这种身临其境的感觉。

这次受益最大的是苏老师分享了针灸的内容，从传承到理论基础，经络，重要穴位等；简单，明了，清晰。

有句话说，真理只需一张纸就能表述清楚。非常容易掌握，也非常容易实践。

苏老师在讲课的时候，一边讲一边教我们实践操作，还让学生在我的身体上扎针，瞬间我就感觉到了身体气脉的通畅，真的非常神奇。

扎针并不像自己原来想象得那么恐怖，总以为扎到身上会很疼，总是不敢下手。既然学了就开始上手吧。不实践，那不是白学了吗？难道看一看、听一听，就这么走了吗？这也太不划算了吧！呵呵。

开始扎针的时候，感觉左腿部有一丝凉凉的，也没有原来扎针感觉的那种热度。是没有扎到经络吗？不管它了，想也是白想，不管热与凉，它总有反应吧！

扎针到了第 3 天的时候，腿部出现了红疹，非常痒，身上也有红疹。这可是好现象，身体在排毒啊！心里有些开心，被这种现象感觉到了一点小小的成就感。开心！腿部也消肿了一些，没有原来那么苍白，那么紧绷，那么肿了。继续努力吧！

这两天天气变得非常低，待在家里没有出去。但是每天的练功却没有放弃。特别是今天早晨在练功的时候，发现整个小臂的手三里在发热，腋下的大筋在发热，头部在发热，颈部在发热，胃部在发热，大腿内侧在发热，直到脚跟、脚底都在发热，感觉自己被一片热的能量包围住了。呵呵。

还有个秘密忘了告诉你们哦，这次苏老师又教了我们几个秘招：狮子滚丹珠，八卦走转等。当然这些都是采气的方法，有认知，有理论，有实践。

这样口传身授，在自然中交流互动就是最好的学习，感恩苏老师！

附录 1：修行体验浅谈

苏连居现在把职业、事业、人生、生命生涯结合起来了，而且结合得很好。你们浪费了太多的时间精力，甚至生命，最终只剩下多少多少钱，这对生命而言，是个耻辱啊。最好的状态是，人走的时候，钱也花光了。对修行人来说，你走后还留下了巨额财产是个耻辱，你一定修得不怎么样。如果认识不到这一点，那你对生命生涯设计就没有感觉。

连居已经找到了四个生涯的交集处，落脚点也非常好，他身上有一个不被五盖、五欲所控的东西，你们大部分人还处于被这些所控的状态。人家现在是目标坚定，而且一开始目标就很坚定，基础又好。各位已经在红尘中打滚很久了……今天把连居请过来，趁他在成都落个脚的功夫，给大家分享一下他这么多年修行的体会、经验、教训。

一、修行体验分享

苏连居

这个分享只是我个人的一些经验和学习过程中的一些心得，在座各位其实已经在这方面走了很长时间了，也非常有经验，我就提供一份参照，多一种可能性。

修行一开始的定向和初心是非常重要的一点，我们说不忘初心，在这个过程中，真的很考验人的意志。举个例子，我们书院现在有后院了，那我们在后院是不是就一定能很好地修行呢？我觉得未必。后院只是提供了一个外在的环境而已，更重要的是，我们在后院真修的时候，要面对的压力，可能比在外面的时候更大。很多人可能会觉得，外面那种社会压力非常大，包括外在的环境、条件对人的影响会非常大，但当一个人真正地去面对自己内心时，他所要面对的，一点也不亚于社会上要面临的那些东西，这就是为什么有的人在专修、闭关的时候会坚持不下去，甚至执幻为实，变得神经兮兮。找个小房间把自己关起来修行，就能解决问题吗？不一定。我们先谈谈在修行方面，时间上的安排！

在修行时间的安排上，可以有一个长期和短期的结合，比如一个月抽出几天，或者一年中抽出一个月、几个月的时间，再退一步，每天有几个小时，专门用于训练。有没有必要进行这种专门训练呢？我认为是非常有必要的。我们一边工作一边修行，要面对的东西太多了，六根所要接触的内容非常复杂，就像河里的水一样，很难静下来，很难看清楚真相。所以，不拿出整块的时间进行训练，修行的速度其实是很慢很慢的，因为制约我们的东西太多。

抽出整块时间进行训练时，将会面对来自潜意识的压力。到一个地方住下来，刚开始时，可能还会觉得很兴奋，住一个星期可能没什么问题，住一个月可能也没什么问题，半年乃至一年呢？可能就不一样了。为什么呢？除了要面对自己心里的问题，一样还会面临来自社会上的很多问题。除非我们已经把所有的问题都处理得干干净净，在世俗上了无牵挂，这时才能更好地面对的自己内心，更好地去修行。

我们内心其实是非常强大的，简单分享一些自己的经历，给大家做个参考。在某一段时间，闭关要求止语，不能跟外界联系，不能看太多的书，甚至不看书，或者只指定一本书就可以了，大量的时间要用于自己去实证。

在这个过程中，当我们强行通过外部环境的设置，不接触其他人，只接触自己的时候，你会慢慢学会跟自己对话。我们在社会上做生意，应酬，需要讲很多话。开口讲话的时候，你的观力不一定一直在，讲着讲着，观力可能就没有了，这都是很正常的现象。

这样的环境下，你很难做到整段整段地进行训练，这相当于业余选手和专业选手的区别。举个例子，专业的体育运动员，是整天都在训练，业余运动员，玩玩就可以了。我们也有可能从业余选手中找出几个确实很厉害很有天赋的选手，但那毕竟是少数。专业运动员，经过集训，队员平均水平起码要达到一定的专业水准。所以，用整段整段的时间，锻炼自己的身心是非常有必要的。不进行这样的锻炼，天生就能达到身心合一的状态的人非常少。

止语的时候，一天两天不说话，你可能可以做到。通常三四天后，就会有很想说话的欲望。不说话不仅指言语方面，言语只是外在的现象，而心里的言语就是内心想要的表现、概念、分别是非等欲望。有的人在禁语期间，拿个小本子，写字让你看，别人说一句，他在小本子上回一句，玩得很开心，其实内心还是有很多想和别人沟通和表现自己的东西。几个月下来都不和外界说话、沟通的时候，你只能和自己的内心对话，慢慢的，你的思维会变得很敏锐，反应也会特别快。这样从外在的形式切入，可以让自己深度地和自己交流，

我们不得不真正的面对自己的内心，不管是光明的一面，还是黑暗的一面，到后面一切都会清晰地呈现出来。有的人用写日记的方式，有的人靠一些简单的功课和训练进行反省，但这些方式都挖得很浅，很难往深处挖。你用整段时间专门去挖的时候，你会发现一个什么问题呢？大脑中的信息流会像瀑布一样喷涌而出，就像挖到了一条地下河的通道，水倾泄而出，我们所有的情绪、念头都涌

现出来了。到那个时候，你可能坐都坐不住，静不下来，就是无数个念头在不断地滚动，甚至勾起很多回忆。平时想不起来的经历，那些你逃避的、不愿意面对的、后悔的、纠结的等，这时都会一一浮现出来。

我觉得心理学在潜意识领域能达到的程度很浅，效果有限，也不彻底。以前我也学过一些心理学和教练技术的课程，这些课程非常好，但缺少根本的东西。它们可以通过很多方法引爆内心的某些问题，但挖得非常浅。就像只挖到了一点水，可离地下河还很远。但只是挖到一点水，已经让很多人觉得了不起，在那种状态中，大家都玩得非常嗨。包括很多灵修课程，挖得都不深，只有我们自己去深挖自己的内心，才有可能挖得深。想简单的通过几节课，几天，几个星期，或者每天抽一点点时间，就想挖出自己内心深处的东西，能挖到的东西是非常非常有限的。

再继续往下挖的时候，内心的很多东西，自己能不能面对都是个问题。所以一个人自己关起来独处的时候，从另外一个角度讲，是在独自面对一个完全不一样的世界，那能不能走过来呢？那就要看我们自己的初心。

修行有三个根本：正见、菩提心、出离心。正见，也就是要明理，这至关重要。以前禅宗讲，不破初关不闭关，没有正见，一个人住山很容易出问题，这时闭关不一定是件好事。缺乏正见，非常容易执著，就像《西游记》里的妖魔精怪，虽然神通广大，但也仅仅是妖魔精怪，了脱不了生死！没有菩提心，就没有大愿，成就非常的有限。生不起出离心，对红尘中的诸多事物恋恋不舍，更别谈修行了。

还有种情况，我们世俗的事情没有处理干净的话，是逃避不了的，那些事情一定会通过各种方式来考验我们。

训练的方法，我觉得刚开始还是一门深入地训练好。书不要看太多，什么都练也很麻烦。就像蒲老师讲的，每天挥刀五百下，挥一年下来就一定不一样。有的东西实在太简单了，简单到难以坚守，所以很多人一定要把简单的事情复杂化。

定时、定量、定点也很重要，所有的训练，目的是我们出来应世的时候，能够把训练的东西生活化，融入生活，这才能真正起到作用。就像我们每天的洗脸刷牙一样，成为日常，才能真正改变自己的运行程序，起到作用。

定时、定量、定点也是一样，每天固定的这个时间，固定的地方，固定的训练的时间，都要有一定的保障，才有可能成为专业的训练。专业的体育训练就是如此，非常规范。我们自己训练时，有一些东西是需要规范的，能训练到什么程度，就看能自己能挖到多深了。一个人训练一个月，二个月，一年两年，能达到什么状态，的确不好说，全靠自己努力了。

还有种很可能发生的情况，我们放下了一种执著，又拿起来了另外一种执著，又拿起了一堆其他东西，这也是很正常的。因为他必须要依靠一个东西，一种绝对不变的道理来规范自己。

训练出来后，终究是要面对社会的，这也是一种巨大的考验。你在关房里面，把自己关起来，大不了什么都不管了。但到了社会上，要面对各种各样的环境，当自己清理得不够干净的时候，很多欲望，很多贪嗔痴慢慢都会浮现出来，这时如何在社会中训练自己就变得至关重要。

有的人认为修行一定要具备自己所认为的种种条件才可以，殊不知那仅仅是给自己寻找的诸多理由和借口。有本书叫《八十四大成就者传》，记录了古印度许多成就者的故事，很多成就者的修行方式非常值得我们去思考和借鉴，里面有许多把修行和自己的工作、职业、爱好等结合在一起的。其中有害怕听到狼叫声，却通过观狼叫声入道的，有说谎入道的、有通过吃鱼肠来破除细微无明的，也有国王、小偷、妓女、猎人、匠人等等形形色色，他们都通过不同的方式来入道。大家有兴趣可以去看《大师的秘密雪漠解读古印度八十四大成就者》，非常的有意思。

我们如何通过所学的东西，做到学以致用，进行转化，而不是某种死程序。我们在外面的时候，内心想着进山，在山里的时候，又想着外面的世界，这样都很麻烦。我们要活在当下，那样就不是在当下，就会有好与坏，对与错的二元对立。所以，如何将自己所学的东西让它真正的活起来，也就是智慧的妙用。

我们没有关房的时候能不能训练自己呢？当然可以。没有财富的时候能不能训练自己呢？当然也可以。如果还需要什么条件，才可以训练自己身心的话，我觉得那样修行会变得遥遥无期。我们内心始终在等待条件俱足，其实每个人都有一个道场，一个道器，身体就是道器，心灵就是道场，这是每个人都拥有的。

客观条件要不要呢？当然需要，它确实能帮我们解决一些问题和障碍，但最根本的障碍，还是我们的心。所以，一定要等到条件具足才开始修行，是个悖论。怎样才算具足？每个人的条件都不一样。其次，世界本身就是一个无常的，变化的状态，没有固定不变的东西。现在你要给自己假设一个不变的东西的时候，一定会被它束缚。虽然它会给我们带来很多便利，但同时也变成了最大的束缚。

人一生的时间是有限的，我们刚开始接触修行的时候，状态特别好，确实能体会到生命就在呼吸之间，很用功，很精进。当我们真正去深观无常的时候，随时都可以扬起风帆。

在训练身心合一的时候，如果老是做不成事，老是有很多障碍扫不掉，就很麻烦。一是心里的各种障碍，二是智慧不够圆满，还是一套死程序。什么是死程序？大家都训练得很好，就好像计算机，程序已经安装了，也有很多功能，就是不能联网，不能联网的时候，只能跟自己玩玩。这种状态我觉得还好，起码能跟自己玩玩。还有种死机的状态，那就生不起任何妙用了。

有人去参访当中一个修行非常好的老师父，老师父说完他的状态后，人们发现他进入了一种顽空的状态，他可以没有任何念头的一直待在那个境界中，但就像死机的计算机一样，生不起任何的妙用。

时间的关系，我就简单分享到这里，谢谢。

二、修行的小窍门

圆来："窍门是什么意思？就是人体那些关键性的，有多米诺骨牌效应的节点，甚至能一通百通，这对我们日常的搞法有四两拨千斤的效果。古人认为，这些东西是能登堂入室的人才能接触的，但现在是互联网时代，动不动就是这个大师，那个仁波切，这个尊者的，普通人已经没有抓拿，分辨不了，玩真的也越来越难了。这些窍门，其实就是玩真的，看你的诚心敬意，看你的愿力正见，择师眼，择友眼，择法眼等。

"有没有一个总窍呢？我想只有一个，那就是万法心想生，看这个心是什么心。你说无为无不为，那也是个大窍啊。两个大窍，已经送给大家了哈，下面有请连居。"

苏连居："圆来老师讲了两个大窍，我就讲两个小窍。其实大窍一般都是建立在小窍之上，我们先说点简单的。当你要把气聚在一起的时候，就是一个所谓的丹田的位置，这个位置放在哪里比较容易聚气呢？有几种说法，一种说法是以会阴为下丹田，膻中穴为中丹田，百会穴为上丹田。还有种说法是印堂、膻中穴、关元（脐下三指）三处为丹田。

"刚把气聚在一起的时候，很多人认为膻中穴，或者巨阙这个地方比较好，据说这个位置能慢慢把气聚起来。有没有道理呢？要自己试过才知道。这并不是最关键的地方。我们经常说后天、先天，用意念和导引，聚气的时候，只要有妄念，聚的气就不属于真气，都是后天之气。清朝黄元吉的《道门精要》中说，清净无为时聚的气才是真气。很多练命功的人，通过意念导引的方式聚气，也不是不可以，但也有很多人聚出了问题。因为他聚气的时候，用的是后天的思维，聚的越多，内心的贪心也就越多，这种情况下容易出问题，所以最好是在清静无为的状态下聚气。用佛家的话讲叫真心，道家叫无为。

"我以前学辟谷的时候，经常讲到采气。现在肚子饿了，或者元气不足了，我们就去采一采山里的气，或者吞吞太阳之气，月亮之气，去采一采。这种采气有效果，但我觉得也是属于偏后天的训练的方法。以前我们采气的时候，很放松的去山里转一圈，就把气采完了，并没有带很强的后天的意识。

"到底哪种方法更有效？是法平等无有高下，哪个方法适合自己，对自己就特别重要。方法讲究对机，有时候这个方法你听了，但你不一定喜欢，或者行动，只是听了而已。所以佛经会说"信受奉行"，我相信了，接受了，最重要的，行动了。法门很多，网上的更多，但网上的东西终究只是文字，没有老师指点，一般人确实很难通过文字进入那种境界。

"方法首先要对机，找到适合自己的方法。同样的，小窍门也需要对机。所有的窍门统统只是一种参照，我们在这个训练身心的过程中，刚才圆来老师也说了，心能生万法，很多小窍门也都是自己慢慢摸索出来了。换句话说，没有这些小窍门的时候，这些窍门又是从哪里来的呢？任何东西一定是慢慢出来的，就像吃东西一样，这顿饭吃下去，我们能消化，转变成自己的东西才是最重要的。就像我们提供了各种菜，各种营养，但你能不能把它们消化、转变成自己的营养，这才是至关重要的。方法听得再多，终究不是自己的，只有自己去钻研，其他的做为一种参考和辅助。

"今天我分享的内容也是供大家参考。刚才谈到的中丹田的位置，再谈谈早起。我们有时候想早起，起不来，有时昏沉，有时腿盘得太痛了，有时妄念纷飞，还有时候从关房出来了，面对外面的环境，他难以继续保持在关房中的状态，这些都是我们会遇到的现实问题，我们一个一个谈。

"早上刚起来时昏沉，是大部分人存在的现象，特别是你刚开始准备每天早上起来打个坐的时候，很麻烦，很多人打坐，坐着坐着就晕晕乎乎了，有床的可能就躺下睡觉了。我也见过很多认真修行的人，早上起来也是昏昏沉沉的，甚至几个月、几年都是这样。这是对自己身体不了解。执著于从心性入手的人，往往会忽略一点，我们是借身体这个道器修行，性功和命功，就是鸟的双翅，缺一不可。特别是身体，忽略它就会产生很多问题，它会给你一个非常实际的反馈。还有种情况相反，在心性方面缺少正见，就会对肉体非常执著。最终还是要回归中道。

"比如昏沉的问题，如何好好睡觉是门学问。我当时特意问一个人，一天只睡两个小时，你到底能不能做到？他说可以。我说那只睡两个小时，你有没有精神？他说有精神。我就觉得一天只睡两个小时还精神饱满，真是不错，所以我就买了一些书回来研究，然后每天四点钟起床。当时还买了一本书，叫《熟睡三小时》，每天只需睡三小时。

"我做了一些试验，还是有效果。一种方法是改变生物钟，我很长一段时间都是四点起床。睡觉还有个快速眼动睡眠期，是睡得最沉的时候。如果你想早起，可以加一个暗示。因为一般睡二三个小时后，会醒一次。这时候需要给自己的潜意识下一个指令，什么时候起床。这样做一段时间，就会形成一个规律。

"第二，如何快速入睡？有几种方法，一种是放松的方法。大家明白什么是放松吗？喝酒可以放松，大家可以喝一口，放松一下。有个概念，当你不知道紧的时候，也不知道什么叫松，两者间有个对比。练拳的时候怎么放松呢？大家看八段锦和导引术，伸筋拨骨，要把尽力拉伸，伸到很紧的时候，一下子松下来，你的气血会马上涌到手指尖上。大家现在可以试一下，双手从身体两侧伸开，掌心向外，十指伸开，尽力立起来，手臂与地面九十度，停一会儿。手臂的大筋会被拉开，酸酸胀胀的，你继续拉伸，然后把手啪的一下放下来，不要慢动作，直接放下去，你会发现你的手是热的，这就是紧的松的对比与概念。

"我们想放松，完全可以通过紧来实现。你实在是失眠，睡不着的时候，就全身绷紧，握紧拳头，脚也勾起来，整个人都紧绷着，紧到极致后，忽然间全部松下来。重复三次后，你就会很放松，好好感受一下再去睡觉。这个时候能够不想东西是最好的。有时我实在睡不着了，会用瑜伽休息术来导引，从右侧开始放松。为什么要从右侧开始呢？左脑负责的是逻辑思维，所以要从右侧开始放松，让左脑的逻辑思维和胡思乱想的思维松弛下来后，再对左脑进行放松，这样才能把副交感神经松弛下来。这样做着做着，你就会睡着了。实在睡不着也挺好，正好起来打坐。只要不影响你第二天的精神状态，通宵一次也无妨。这些都是术这个层面的东西。"

圆来："这里面有大道啊，阴阳相合还不是大道吗？"

苏连居："早上起来之后，为什么会困呢？无非就是大脑缺氧。血液供血不足，怎么处理呢？早上起来先吐故纳新，做个深呼吸是非常有必要的。呼吸也有很多方法，普通人很难做到完全的呼吸，没有训练，或者年龄较大的人，呼吸通常只到了喉咙或者胸腔。经过一定的训练，呼吸才能到丹田的位置，这也是最基础的训练。气不能到丹田的时候，气息就很短，会影响到身体。

"另一种情况，是看我们吸一口气，能憋多长。如果憋的时候太短，一分钟都不到，气息也是比较短的。一个人的身体状况，抵抗力如何，就可以通过憋气时间的长短判断出来。以前道家有专门修炼的方法，就有憋气这种方式。

"憋气涉及呼吸中一个很关键的问题。呼吸停住的时候，是杂念最少的时候。所以你有时候杂念太多了，就吸一口气，然后憋住，憋得头晕脑胀的，自然没什么杂念了。为什么呢？因为这个时候肉体生命受到了危险，他就会调动很多能量来维持这个生命，自然没功夫去想那么多的事情，这也是一种方便法门。你要是很困，吸一口气憋住，也是可以的。有人说，呼吸的奥秘在一呼一吸之间的那个停顿处，这话不一定对，当作一个参考吧。但憋气确实是立竿见影的东西。

"道家修炼丹道，会修炼拙火；瑜伽称为昆达利尼蛇，都会通过简单的方式迅速地激发身体的能量，也就是激发身体的元气。身体太虚的时候，打坐并不是最好的选择，你需要加一点点动功来强壮体魄。为什么？身体太虚坐不住，坐在那里也是妄念纷飞，坐也坐不久。道家有很好的东西，比如站桩，能迅速地提升阳气。

"从提升阳气来讲，可能站桩比打坐更明显。甚至有时候，站着比打坐更容易入静。法无定法，都可以用，你方便站就站，方便坐就坐。有的人是必须坐，我觉得这样就很麻烦。那就跟达摩祖师那个电影一样，磨砖怎么可以成就，坐禅怎么能成佛？一定要把功夫用在日常中，溶入到生活里面。

"圆来老师经常讲观力，在不在，这点特别重要。修行有两个层面，一个是心这个层面，一个是身体这个层面，性功和命功都不能忽略。我见过很多修行人，修到后面，身体出现各种各样的毛病，那也很麻烦。藏地很多坐禅的，又胖，又是高血压又是心脏病的。境界是很高，但太胖了也不利于他弘法，也就不利于觉行圆满，不利于让大众生起信心，所以身心不要顾此失彼，要同时进行。

"刚才讲到在呼吸上有意进行训练，也是可以的。一种方法是吸一口气，放在小腹。会控制自己的气息，就会控制自己的情绪。比如生气的时候，气息是粗而短促的，静的时候气息是绵长的。通过气息训练，比如有规律的急促的呼吸，甚至可以打开另外一个开关和通道。"

圆来："张就是这么玩的。"

苏连居："我也经常"盗用"他这个方法的版权，在朋友中试验一把，告诉他呼吸的力量就是这样，一般第一次就会被人整得头晕脑胀，手脚发麻，也是历害。后来我研究了很多呼吸法，瑜伽的，道家的，佛家的，包括日本的冈田氏呼吸法，各种以名字命名的呼吸法，甚至用呼吸法打开人体开关的窍门，我都进行了尝试和研究。

"呼吸本身就是一个巨大的秘密，生命在呼吸之间，我觉得并不是单纯的一口气没了（人就没了）。因为此生的生命没有了，还有另外一个生命在继续延续。生命在呼吸之间藏着一个很大的秘密。

"有的方法更简单，直接进入无为的状态，这是另外一个层次了，安住在那个状态中，已经和天地融为一体了，也就不需要采气了，只需要五分钟，精神就会很饱满。做不到这个，可以调整脊柱，会阴穴、中丹田，百会穴，三穴合一。想着会阴穴有感觉的时候，再想中丹田的位置。中丹田有感觉的时候，再想一下百会穴的位置，这样也是可以的，体力很快就会恢复过来。

"接下来再讲讲如何打造我们的身体，要诀就是松而不懈，紧而不僵。很多人其实不懂放松，所谓的松，还是紧。我们练太极拳，刚开始老是追求所谓的气感，气哪里来的呢？不是凭空想出来的，想出来的都是后天之法，有时存在心理作用。只有你身体松下来，各个关节打开了，才能做到行气如九曲之珠，就像珠子一样串起来，节节贯穿。没到这个时候，气血运行就总是有障碍。

"打个比方，我们要种地的时候，这块土地会先怎么样？先松土对不对？先松土，把种子放进去，成活机率才高啊。我们的身体也是如此，把身体的关节、肌肉，包括情绪松下来之后，这个所谓的气是自动产生的。中医里讲，通而不痛，痛而不通，就是这个道理。松也有很多种方法，练易筋经，打太极拳都可以，一定要有静功。所谓的静功，不要觉得坐在那里就是静功，运动就是动力，其实永远是动中有静，静中有动。练动功的时候也是一样的，不一样的是人为地进行区分，所以《道德经》才讲"大制不割"。

"人为区分的时候，容易产生思想上的二元对立，其实原本是一体的。没有动，就没有静；没有静，也就没有动。身体需要动来打开，特别是身体的各个关节，所谓的各个脉轮，单纯靠静是完成不了的。所以密宗有大礼拜，有瑜伽；禅宗要行禅、跑香。道家对生命的了解和训练的确有独到之处，在术上有很好的东西，不亚于佛家的修炼。

"如果有人老是静不下来，他需要的不是一直在那里坐着，而是动功，反而更能入静。比如专注于动作当中。本来运动时我们就要注意保持动作的平衡，本身就有专注力。这时又能松开身体，又能达到专注的状态，就可以帮助他初步入静。修道静不下来，太极拳就是一个方便法门。不是所有人都坐得住，坐不住怎么办？不修了？有时候想的太多，身体太疲劳，就需要动功进行辅助，让自己的阳气提升起来。你会扫除掉很多身体和生理的障碍。

"一个人体魄健康的时候是不会失眠的，也不会有太多的杂念，生理直接影响心理。大脑会分泌多巴胺进行犒赏，肾脏会分泌肾上腺素，无非就是分泌物对身体的，生理的一种控制。很多人失眠，一打坐就进入各种幻觉的，甚至所谓的附体的，一练武术就练好了，为什么？因为阳气起来了，体魄这个魄有了。

"通过身体的状态，可以扫掉一部分修行路上的障碍，我经常推荐我的朋友进行一些简单的训练，有的师兄已经坚持了一年多，有的太胖了，静不下来，有的气血不和，坐不住，我就教他一个三板斧。

"三板斧很简单，第一个是下蹲，我师傅说这是道家的洗髓功，和普通的下蹲有很大的区别，下蹲的时候完全放松，起来的时候百会虚领，下额微收，好像有一根绳子从头顶把自己拽起来一样。不是慢慢的蹲下去，动作很快，蹲一下为一次，跟健身房的深蹲是不一样的。蹲下去有什么好处呢？所谓人老先老腿，如果一个人蹲不下去，这个身体是有很大问题的。到一定的年纪，很多成年人蹲不下去的，不信大家可以检验一下。双脚并拢，面对墙壁，脚尖和鼻子尖碰着墙，然后蹲下去，蹲的过程中，脚尖、鼻子不能离开墙壁。很多人是蹲不下去的，大家回去可以自己试验一下。主要是放松，要诀就是下蹲的时候涌泉穴和会阴穴会自动打开，只要是深蹲，一定会打开的，不需要你的意念，通过身体就把穴位打开了。起来的时候下额微收，百会虚领，百会穴会自然打开。你最好站在土地上做，自然就是采天地之气。每天深蹲20下，50下，甚至200下，会精力充沛。

谷：早上起来这么做之后，头脑就清醒了对吗？"

苏连居："阳气会很快升发起来，刚开始可以慢慢蹲。下蹲分成五个次第，留着以后到后院讲。为什么这样能够松呢？大家看过揉面没有？面粉加点水，越揉越有韧劲。身体也是这样，通过来回的揉，各个关节会自动松开。不用练太极，手一动自然会有气感。不用练，就会觉得力由脚升起来，跟大地贴在一起，就这么简单，很多东西确实不复杂。太复杂的东西远离大道，给你一套功法，各种经络，各种盘旋，很麻烦，转着转着可能转出一个瘤子来，真的有啊。

"如果能简单地了解一下身体的经络，也很有帮助。不能了解，也有一套简单的养生法，叫三二一养生法，三指三个穴位，二指两条腿，一指呼吸。三个穴位是合谷、内关、足三里。每天没事按一按，特别是内关，心脏不舒服的，气喘的，心慌的，都有帮助，你可以在内关上下都按一按，看有没有痛点，以此为准，穴位没有固定的，每个人的穴位可能会跑偏一点点，如果完全按穴位图来按，就会有时候有效果，有时候没有效果。

"如何让自己静下来呢？人静不下来，和体质有很大关系，太胖了不适合久坐，太瘦也会影响气息，这种情况就需要进行饮食的调节。有的人很难控制自己的口欲，即使吃素也很难控制，我见过很多吃素却很胖的人，吃的面黄肌瘦的也很多，真正吃素吃好了的人，生活中真实的案例不多，宣传的多。

"如何通过饮食调整呢？我进行过各种各样的辟谷训练，第一次辟谷的时候，有一个星期滴水未进，生命被推到了一个很极限的状态，这种状态你玩一把就知道了。很多人并没有经历过生命的极限，有的被迫经历，很少有人主动经历。西方的断食和中国的辟谷，我都训练过，前后多达十几种，自己玩自己嘛。

"我以前双盘都盘不起来，脚太硬了，练武功的人脚都硬，腿一放都这么高的，吃晚饭的时候就把腿这么搁着训练腿，可见我以前是个比大家都执着的人。后来知道修行真不是修腿，就算了。我们这半路出家的，想双盘有点难度啊！后来我终于研究出了一个方法——辟谷，无痛双盘法。为什么？辟谷的时候，后天之气就消失了，身体开始软，开始消耗脂肪和葡萄糖，最后身体会自动产生一种类似于葡萄糖的物质提供给大脑消耗。这都是西方研究的，东方研究的还是启动先天的能量。当你辟谷 7 天甚至 14 天，你的身体非常非常柔软，皮肤也像婴儿一样，有美容的功效。经过这样训练之后，你会发现腿一掰就起来了。

"我每天会进行一个简单的训练，道家称为晃海，盘上去，摇一摇，顺时针逆时针都行，来回转。这个转的很有玄机，能量都是这样转出来的，比如漩涡。刚开始你转不起来，丹田老是没有气，你转一转也无妨，转着转着就转起来了。

苏菲教中就有通过旋转进行冥想的法门，带个白帽子，手一伸，转一小时，两小时，以此进入冥想的状态。这个转最容易开发的就是额头第三只眼的地方，瑜伽还有头倒立的方法来打开它。

"在辟谷中，我们还会体验到情绪升起来对身体的控制。大家想一下，7天没有吃饭了，14天没有吃饭了，生气是一种什么感觉？后来我发现，老是生气的人，就是吃饱了撑着，吃太多才有气生啊，后天之气太强大，控制不住。辟谷时，你一生气立马就蔫下来了，浑身没劲儿，也就知道了生气对身体的影响有多大。这是非常直观的，你吃饱饭的时候生几个气，没这种感觉。其他的，我们还是留在后院，进行第二次训练。"

圆来："今天这个好酒发挥了至关重要的作用啊，否则连居也不会这样的抖家底，这已经算是比较大胆的讲法了，讲得太好了。你们平常见这个法师的那个道长这个波切那个堪布，不会这样讲，顶多给你讲点佛理，积德行善，三法印，三十七助道品都很少讲，特别是性命双修，命功这块一般是被道家和密宗奉为至宝，佛家也有三昧耶业的说法。

"但我觉得快来不及了，地球快爆炸了，什么时间不知道。很多人想过地球海关越来越难了，各位还有最后的机会，赶紧崇拜我们的教主，最后的船票，要不然就来不及了，邪教就是这样来恐吓你的哟。

"话说回来，我们很容易犯的一个事，叫得来容易等闲看，这是我这些年发现的普通人最常见的一种现象。很多带有普世价值的修行经验、教训、规律，对玩真的人来说，是听君一席话，胜读十年书。很多时候，你在那盲修瞎练个五六七八年，你忽然心怀天下和叵测，同时都起作用的，要找答案，没准哪天到哪个山头遇到个老道或者妖怪，或者瓜婆娘，都可以点你一下，骂你一下就是点一下，你娃竹篮子打水晓得不？你能够悟个道，这是道语啊。

"所以听话听音，弦外之音和直捣黄龙，直心是道场都行。运用之妙，存乎一心，你也可以悬崖不撒手，绝后不再苏，也可以竹篮打水、直截了当了。很多事听得懂就听得懂，听不懂也没办法了。"

三、互动环节

圆来："我今天有点小意外，没想到连居能讲得这么好，有点遗憾的是没有拍摄。明年连居从印度回来，还要经过成都，这个话题还可以再深入谈一谈。今天连居讲的是定性的，纲要式的东西，我相信你们去后院闭过关的人，没有获得这些体验，没有深入到挖到地下河的程度，基本上没有挖到，挖到了是会有表征的。

"后院已经建设起来了，今天也算第一次公开，进去吃住都不收费，你想赞助那是你的事。不为你的赞助鼓掌，也不为你的一分钱不掏而踏削你，只为你的坚持点赞。你只要来，就是珍宝。要为，预先安排好时间，排下档期，每次人数最好不要太多。有些东西，特别是涉及到三昧耶戒的内容，也只能放到后院讲，离开了那个环境，是不可能涉及到这些的。

"久坐必有禅，这是毫无疑问的。但是想要专修一段时间，即连居讲的目的、意义、过程，得要有源之水来支撑，连居当年背后的支撑是雪漠先生。雪漠先生有钱，他的钱也基本上用到这些地方去了。这就是金钱的正确用法，否则你不过是轮回专业户。释迦牟尼是真正的典范，这个以后可以做个专题。

"在一个人成长为二级均值以上的时候，没有一个专门的时间、地点及专门的指导，基本是不可能的。马云的真正的核心竞争力的建立，都是在李一那的七天中开始的，后来他就玩疯了，很多私下的举止行为是不会曝光的，自己悄悄地就去了。

"一句话，你要想成为精英，不经过这种训练，成为精英基本上就只是个梦。精英有很多种，各种各样的都有，但你要想成为高级精英，除了福报以外，这基本上是必经之路，没二话可说。马云是在那七天里破壳的，否则他不可能获得那种能力，这是他自己说的嘛。他说，李一如果进了监狱，我要去看他，其他人怎么对他我不管，我感激他，因为他在我的人生中起到节点式的，关键的作用。马云在里面获得的，就是二级反观的均值，这就是他的核心竞争力和能量，也就是连居前面讲的，挖到了地下暗河，没准还是个地下暗海呢。

"这种训练还有一个反复的过程，你在山里待了一段时间，出山了，玩一玩不行了，又回来，回个炉。何鹰说外面的人欠她多少多少万，这个简单啊，你先在后院住几天，然后出去要债，要不回来又继续回后院住，你看你要得到不，这就是真相。当然了，那只是个副产品，如果你只是这个目的，我劝你还是别来。我就先说到这儿，大家有什么问题可以问。"

吴："请问你比较典型的一天是如何度过的？"

苏连居："一般是这么安排，早上五点起床，五点半到七点半打一坐，然后吃饭，吃完饭稍微活动一下，九点半到十一点半打坐，十一点半到一点之间午饭，二点半到五点半打坐，下午再稍微活动一下，吃完晚饭，七点到九点，有时也加长到十点打坐。

"很多人刚开始坐不住，没办法坐这么久，特别是一天十几小时这种，他坐着会很累。所以可以采取一种相对简单的方式，晚上的时间缩短一点，或者一坐缩短成两个小时。一天大致上就是这样的，有时也会根据不同的人作一点调整。

"我们的要求其实是非常简单的，两人、三人、五人、六人时又会不一样，这就涉及到如何灵活地调整。带头的人很重要，如果每个人都是自由的，也挺麻烦的，因为没有一个基础制度。人总是有惰性的，他可能一打瞌睡就睡觉去了，所以需要共修，大家一起往这个方向走的时候，相互扶持，可能就能走上去。所以人多的时候，可以适当地调整，不需要那么刻板地定一些东西。"

吴："你们的修行方式基本上是以打坐为主，请问打坐具体用的什么方法呢？"

苏连居："我们是用的一个传承的法门。先用一个法门切入进去，一门深入。"

吴："除了十几个小时的打坐，有没有经行之类的功课呢？"

苏连居："不用，我们会活动一下。有的人会选择做大礼拜，有的人会练拳，根据各人的情况，自己选择。训练侧重于性命双修，比如持咒的时候，可能你就会练息，把气息练得很长。打坐的时候，没有规定一定要双盘或者一定要盘多久，而是重在打坐时的状态。你的腿盘不久，那你拿个凳子坐好也行，不需要那么死板。"

吴："你刚才说挖到地下河，我没有这种体验，但我相信很多人都会有这样的经历。比如川大的尹力老师，他分享时说，是从心理学的角度找到安身立命处。他以前也是学佛修道的，后面又转向了心理学。我听过他的一些讲座，说进入潜意识深处，让内心被压抑的，累生累世的，包括前世的一些东西都翻出来了。我自己打坐的时候，念头比较少，但还没有这种忽然沉到地下河的感觉，不知道这到底是种什么样的感觉，尤其是第一次面对的时候，会不会觉得那种沉入无底深渊的感觉有点恐怖？"

苏连居："可能每个人都不一样，对有的人来说，这种状态确实非常折磨人。这个时候只是打开了一个开关，把潜伏的念头、情绪打开了。我认为心理学最多深入到潜意识这个层面，再往深处走，和佛学的东西还是不一样的，一定要把两者分清楚，不然就会走到另一个方向。

"一般来说，可能会有这样一个翻种子的过程，初觉如瀑流，不是你想挡就能挡住的，就像狂风暴雨一样，你只是坐在那里看电影。刚开始时，你也会产生各种执著，一样会影响到你。你继续坐下去，慢慢的，念头越来越少，即使出现了，也就那样，你不会再被这些东西所干扰。这就是很深的潜意识的东西，但这也只是一个过程。"

吴："蒲老师也讲过，在山里住，最多只能解决百分之四十的问题。在山里所有的体验和获得，都要到红尘中去体验，两头倒腾，所以有个反复的过程。"

圆来："修行有一个频率起始的频率，和中间阶段、后面的阶段频率都不同。起始阶段的频率宜快，但每次的时间不宜长。比如一个月有六七天进修，包括进山，你哪怕在家也要进修。中间阶段的频率不适快，但时间要长点了，要打点基础。关键的时候要长，要穿透，就要按季度、年来计算了。一开始是一二天，二三天，但每个月都要有。到中间的时候，七天，半个月，相当于时间延长了，频率减缓了，要打基础。到后面的时候，就要煮开水，一定要煮透。煮透了，还有个保任，涵养。其实就是继承、发扬和创新，然后还有创造呢。

"昨天早上我和连居去散步，他说写作也是个保任的好办法，我说写作不仅是保任，他马上反应过来，还有个起用。的确如此，用现代的语码来讲，还包括开发你的潜能，都是一回事。

"简要地讲，你不去做，一定不能成功；你做了，不一定能成功；你努力也不一定成功；有人指导，也不一定成功，关键是你自己。你的初心，你的愿，你的正见在哪里？能不能坚持？六个波罗蜜保持了几个。换句话说，先想清楚你到底想干嘛，是不是想走生命生涯设计这条路。不想走，只当个票友，对你也有好处。"

赵："我们平常工作忙，烦心事又多，工作和修行怎么结合起来呢？"

苏连居："思维上要有一个整体观，很多人觉得工作是工作，修炼是修炼，人为的分割，那工作的时候能不能修炼呢？工作其实也是一个道场，整个世界哪里不是道场？你是一颗修行的心，处处是道场，怎么结合呢？其一，工作的时候能不能专注在工作上面？其二，我们面对工作时，有时会排斥内心生起的变化。遇到各种各样的事情，会让自己的心处在一种纷乱的状态，生起各种情绪。如果在工作中能够一直观照起心动念的话，工作就是修行，而且是一个很好的对境。恰恰是你内心把两者分开了，觉得打坐的时候才是修行，工作的时候没时间打坐，打坐的时候又静不下来，那就挺麻烦。我的看法是，第一要训练关注力；第二要训练观力；第三要有整体观；第四，工作其实就是你的一个练兵场，修行能不能生起妙用？这是工作中才能体现出来的，也就是体相用缺一不可。

"从另外一个角度来讲，接纳所有的东西，始终安住在自己的状态里面，或者始终提起这个观力，不管是在坐上修也好，还是在工作的时候，观力要在。因为工作时，一旦被外界的事情干扰，内心就会有波动，所以先从起心动念开始。"

赖："请苏老师分享下自己的亲身经历，你是如何与自己的某一个欲望和解的？"

苏连居："和欲望的和解，有时候还真不是刻意为之。有时候是一个结打开了，就可以解开很多的结，那么如何和解呢？不管任何欲望，第一要明理。张瓔老师经常讲，这个世界唯一不变的就是变化。既然所有的东西都是无常的变化的，欲望自然也是无常和变化的，不和解的情况，就是抓住，执着于这上面，所以第一要明理，真正的明白这个道理。

"第二和身心有关，你知道了这个道理，但身体并不会听你的话。就像人上瘾一样，知道抽烟可能不好，但他戒不了烟。欲望也是这样，这个欲望上瘾了，会分泌大量的多巴胺，也会带来心里的享受，痛并快乐着，内心既对他排斥，同时又对它有无限的渴望。所以实在降伏不了欲望，两种方法，一是加大身体的训练，二是禅定功夫。道理上明白，身体也要训练。

"还有种说法，我们的习气、欲望，和身体的很多脉结有关。当你打开一个脉结的时候，就会化解掉很多与此脉结相关的欲望。只要身心双修，与欲望和解的速度就会很快。"

赵："像我们这样资质普通的人，如果要给自己设置一天的功课，你觉得最应该做的功课是什么呢？"

苏连居："第一条建议的就是听老师的话，你跟哪个老师学，就听哪个老师的。第二条建议就是，老师讲的就信受奉行。"

圆来："老师说，今天听苏老师的。"

王："假如苏老师您有两个学生，今天你会教他什么功课呢？"

苏连居："其实以前我基本上是不上这种套的，但今天我愿意钻，我们也假设一下吧。我确实会观察一下，不同的人给他不同的方法。我讲个案例，这次回去办护照的时候，有两个好朋友，一个在泉州开了一个禅院，算是老修行了，天天去庙里，经常做义工，经常组织活动，学了无数的法，但就是不知道怎么修。另外一个是我妻子的表姐，没有修行，她每年给孩子花的钱，除了读书，仅仅是培训费一年就要额外花掉十几万，她就觉得很痛苦。所以这次回去，我上了两天的课，给他们分享。上课过程中，不同的人，我会有不同的要求和作业。

"到处修法的，就得给他一个立竿见影的东西，带他实修一次。比如让他知道什么是呼吸法，我都不用讲，他就会自动提出可不可以学？他适合通过强而有力的办法，太温和的东西，比如诵诵经，抄抄经，人家已经玩的不想再玩了，给他可能没用。

"另外一个人很少有修行体验，也没有打过坐，那怎么办？我教她怎么写作文。她都不相信，我能两天教她学会写作文。我适当地用到一些窍诀，用一节课的时间直接把她的思维打开就可以了。我甚至会带他们去做很细的心理分析，因为她不适合静坐，坐不住啊！坐不住，那就让她写，给她一大堆题目让她写，把心里所有的东西都写出来。但是这些东西我不会看，她也不要给别人看，这是属于自己的隐私，如果写出来后怕被别人看到，写出来就烧掉，就这样无止境的写。法由心生，千万不要从我这里拷贝一个什么办法，我提供的只是一个参考，所以还是要回归到继续听老师的话，因为老师有经验。"

王："打坐的时候，在昏沉这个现象，睡觉前观呼吸，然后睡着，这个也是昏沉吗？"

苏连居："打坐打得昏沉时，你知不知道自己在昏沉？如果知道自己在昏沉，你要像蚂蚁先生说的那种梦中之梦，可能还没有真昏沉。在这个过程中，我们需的是在完全接纳自己的同时适当的对治，而不是觉得这是多么恐怖的事情。昏沉怎么了，昏沉很正常嘛，哪个大师开始没昏沉过，都有昏沉。就像孩子长大一样，需要一定的时间，慢慢的就好了。

"第二点，不要对发生在自己身上的这种情况排斥。有的人对自己真的很严格，这就是太紧张了。据说佛陀当时遇到一艘从恒河上游漂下来的，小船上有个乐师，对他的徒弟讲，调弦太紧了，琴弦容易崩断，太松了，弹不出音律。所以无所谓，有点昏沉，让自己休息一下挺好，太累了不好。观呼吸观着观着睡觉了，那就是放松了嘛，睡一觉再来，对不对？保持那个度就好了，其他的都是一个过程，只要日复一日的，每天挥刀 500 下就可以了，至于是不是刀刀命中不是太重要。你只要挥刀，早晚有一天是刀刀命中，但挥的过程很重要。"

圆来："每天何止五百下啊，五百下还真不够。"

孙："修行人如何平衡修行与家庭的关系？"

苏连居："每个人的客观条件不一样，但一个人真正有求道之心的时候，其实一切都不是问题。心能生万法，不需要我继续往下说，现在说的只是作为一种参考。我很明确自己要修行，我皈依的时候，就想到了带我老婆一起皈依。管她信不信，先拜个师，有个缘分再说。

"后来我去闭关的时候，遇到了点挫折，但也挺好，刚好给其他人提供了一个样板。家里也是跟我闹啊，闹归闹，关还是要闭，道还是要修嘛。那就尽量和解，取得家里人的理解，实在不理解的话，我还是会朝着自己的路去走，为什么？因为我们彼此尊重双方生命的选择。

"印度有个哲人讲过'自己是自己，别人是别人，自己是别人，别人是自己'这四句话。别人是别人，每个人都有自己的生命轨迹要去完成，我们要尊重他，就像尊重我们自己的生命轨迹一样，要去完成自己的理想。

"自己是自己呢，我们要做回自己。这辈子时间很短，真正的修行，有时候表面上看起来像绝情一样，但不是这样的，而是真正的有情，懂得什么叫爱，什么叫情的人，为什么？因为他发现世界上所有的情都是很短暂的，不可能永恒，跟我们回归到终极的道理是一样的。所以要去完成自己的事情，很重要。你这一世就只有这么点时间，不多，特别是现在这个年龄，更何况我们还有很多不可预测的事情发生，所以永远要做自己。自己是别人，就是给对方一份祝福，他的选择，他的功成名就，就好像我们的选择和功成名就一样。"

圆来："了幻法师是怎么回答这个问题的？结嘛，结了又离嘛。扯脱了好修行嘛。"

苏连居："我比幻师要啰嗦一点。"

圆来："首先是你自己，其次，你还得把工作做好，尽可能给对方选择，看他自己的选择。我给够你很优厚的东西，使你离开了我拿不到，但我也是有条件的和底线的，为啥？今生今世，你的生命不是为哪一个而活的，连释迦牟尼都不是。以前说人不为己，这个就不解释了。说白了，你今生得悟道，这是底线。次底线就是你得大开圆解，否则你这条命就是烂命。

"没什么好客气的，有次，有几个老修跑到我这里来，修的很好，但老是被他家庭的事所左右。你死后还有钱在，那就肯定不是真修行人。这个钱怎么处理？如果你留给孩子，那你还是轮回专业户，没什么二话可说的，因为你在延续这个因果关系。

"唐朝的庞蕴居士，他女儿狡狤，先跑了。老家伙一看，没人养老了，老婆也跑了，结果他成了最后一个跑的。临死之前，人家还干了好几件事。所有的财产兑换成金银，又拉到江中丢了。然后哪天时机到了，走，结伙就出海关，了脱，无碍了。你到底要的是什么，你先想好。你说我要的是世间法的功成名就，不好意思。你说我要的是了生脱死，那就好意思了。

"财色名食睡，联系世间所有的关系最重要的纽带就是财，你想解放，很简单。看幻师怎么解放的？什么都不要，我走了。结果人家还是要给他，老天都是安排好了的。一关一关的来吧，这些东西刀刀见血见肉见骨见髓，刀刀要命又不要命，要要刀片。"

谷："我在很多事情和想法上，容易陷入一种纠结，还很善变，一会儿一个主意，一会一个主意。"

圆来："你还没听过老蓝那首《玩个玩》，老蓝对这一点理解是非常深的。下面请连居解答一下。"

苏连居："然后呢？"

谷："两个问题嘛，一个是纠结，一个是善变，我觉得这对我还是有一些影响的。"

苏连居："那么你把纠结放在什么位置，善变又放在什么地方呢？"

谷："我一边又想什么事都不干，就好好地跟着老师学几年智慧，修行。"

圆来："这里我插一句，智慧我教不了，我只是药引子，智慧要自己打开。外界所有的一切都可能是你的增长缘，你本身才是亲因缘。"

谷："然后又因为现实中很多局面，又会觉得有些事好像不得不去干，这件事不得不干，那件事又不得不干。"

苏连居："很纠结，善变呢？"

谷："比如我决定了要做一件事，可能今天觉得就这样干，可能过几天想法又变了。"

圆来："无头苍蝇，没有方向，也没有充满力量嘛。"

苏连居："所以你跟着导演的目的是什么？"

谷："最开始的目的就是学习，慢慢的与修行又结了一些缘。"

苏连居："做事情与纠结、善变来讲，如果真的放在学习上面，可以把这个纠结放在研究学习上面，你会多起一份疑情。把纠结的问题看成善变的问题，把善变的问题变成了纠结的问题，那么怎么变呢？其实不管你怎么纠结，问题都是会变化的，并不会因为自己的纠结就不变了。随着时间的改变，随着我们认知的改变，问题也是在变化的。就好像你今天纠结有人对你说了一句不好听的话，纠结一件自己不舒服的事，你能纠结多久呢？不管什么事，当生命消失的时候，还有什么好纠结的呢？"

圆来："就说你现在还有一条命让你纠结，没命的话，你也纠结不了了。那你这条命怎么才更好玩呢？是纠结好玩还是其他什么选项呢？你要使用选择论才能解决这个问题。换句话说，你现在选项还不够，现在选项的属性体会也不够。得出去走一走，见见世面，别老在村里待着，要不然碰到的全是村汉，多接触接触连居这种人。因为你光是看到我这种人，分辨不了，叫得来容易得闲看。"

苏连居："如果你把生命的时间放在纠结上面，你生命的质量是怎么样子的，你有思考过吗？不如把纠结看成一种变化。人的一生就像一张白纸，在这张面布上，你是画上一幅美丽的画面，还是一幅潦草的画面，都取决于自己。"

圆来："他的意思是，不要老用纠结做画了，用快乐、智慧作画嘛。"

谷："我可以选择纠结，也可以选择不纠结啊。"

圆来："选择智慧不更好吗？"

苏连居："老变化的话，还是要有方向，要训练自己的定力。"

圆来："她现在是无主沙弥。选项还不够，但是又碰到端口了。各位，下半场也已经够意思了，每人来一句，以此给连居送行。"

王："觉行合一，众神归位。"

圆来："群妖回府。"

赖："行之将至，法光相随。"

周："万般皆神通，一切皆禅机。"

圆来："今天这个沙龙你们已经超级大赚了，你们自己不知道。已经十一点半了，各位就打道回府吧。"

附录 2：经典常读

太乙金光咒

金光烁屋，瑞气盈庭。太乙道炁，周流古今。

甘露灌顶，光明浴身。三业清净，五脏玄明。

内外明彻，显我元神。连天通地，祥光佑众。

宇宙万有，皆是吾真，三清圣祖，感诚而应。

诵之万遍，光明临身。一炁演化，杳杳冥冥。

金光咒

天地玄宗，万炁本根。广修亿劫，证吾神通。

三界内外，惟道独尊。体有金光，覆映吾身。

视之不见，听之不闻。包罗天地，养育群生。

受持万遍，身有光明。三界侍卫，五帝司迎。

万神朝礼，役使雷霆。鬼妖丧胆，精怪亡形。

内有霹雳，雷神隐名。洞慧交彻，五炁腾腾。

金光速现，覆护真人。

心印经

上药三品，神与气精，恍恍惚惚，杳杳冥冥。

存无守有，顷刻而成，回风混合，百日功灵。

默朝上帝，一纪飞升，知者易悟，昧者难行。

履践天光，呼吸育清，出玄入牝，若亡若存。

绵绵不绝，固蒂深根，人各有精，精合其神。

神合其气，气合体真，不得其真，皆是强名。

神能入石，神能飞形，入水不溺，入火不焚。

神依形生，精依气盈，不凋不残，松柏青青。

三品一理，妙不可听，其聚则有，其散则零。

七窍相通，窍窍光明，圣日圣月，照耀金庭。

一得永得，自然身轻，太和充溢，骨散寒琼。

得丹则灵，不得则倾，丹在身中，非白非青。

诵持万遍，妙理自明。

吕祖百字铭

养气忘言守，降心为不为。

动静知宗祖，无事更寻谁？

真常须应物，应物要不迷。

不迷性自住，性住气自回。

气回丹自结，壶中配坎离。

阴阳生反复，普化一声雷。

白云朝顶上，甘露洒须弥。

坐听无弦曲，明通造化机。

都来二十句，端的上天梯。

一、《定观经》约解

紫霞涵虚子敬述

定观，即佛门止观之义。观即内观、外观、远观、空观也。人能定观，则神不动摇，必能内观无心，外观无形，远观无物，观空亦空矣。《道书全集》有混然子注，语意支离，未明宗旨，兹照《经》义述之。

天尊告左玄真人曰，

左读佐，辅也，助也，辅助玄功之臣也。《书》："周公左右先王"，皆作去声。注："左右，辅助也。"

夫欲修道，必先舍事。外事都绝，无与忤心，

外事乃不关身心之事。忤，拂逆也，拂逆生烦恼，故先舍之，而尽绝之，乃不兴烦恼之心。

然后安坐，内观心起。若觉一念起，须除灭，务令安静。

念：乃的有贪着之念。佛经云，从起心动念处下功夫，故须除之、灭之。

其次虽非的有贪着，浮游乱想，亦尽灭除。昼夜勤行，须臾不替。

的有贪着：即上节念字，如名利之类是也。浮游乱想，乃是未有贪着者，浮空而来，游思不断，杂乱无章，不关紧要之事也。替：废也。

惟灭动心，不灭照心。但凝空心，不凝住心。不依一法，而心常住。

念即动心，照即返观之心，空即无欲之心，住乃执着之心。不依一法，即万物皆空，而心常定矣。

然则，凡心燥竞。

反言以结上文。

其次初学，息心甚难。或息不得，暂停还失。去留交战，百体流行。久久精思，方乃调熟。勿以暂收不得，遂废千生之业。

息心者，佛云安心也。暂停还失者，儒云操存舍亡也。亡则去，去则牵于境。存则留，留则返诸心。心境回环，有如交战。随息来往，故曰："百体流行。"欲得停留之法，须思调心之理。无非由暂而常，精思既久，乃能调熟。始而暂收，继而常住。千生之业，即上文常住之心也。

少得静已，则于行立坐卧之间，涉事之处，喧闹之所，皆作意安。有事无事，常若无心。处静、处喧，其志唯一。

少：稍也。已：止也。稍得静止，必须境上试过，乃见其心之动不动焉。行、立、坐、卧，处静、处喧，皆境也。作意：持立也。有无动喧四句，皆作意功夫。

若束心太急，急则成病。气发狂颠，是其候也。

心好动而收之太迫，必成暴躁之病。气即心中之气，心动则气动。狂即暴之证候，颠即躁之证候也。狂颠犹小，暴躁则甚。

心若不动，又须放任。宽急得所，自恒调适。制而不着，放而不动，处喧无恶，涉事无恼者，此是真定。

得所者，合宜也。自恒调适者，随其自自在在，安安闲闲也。不着不动，即宽急得所。无恶无恼，即自恒调适。真定：常静也。

不以涉事无恼，故求多事。不以处喧无恶，强求就喧。以无事为真宅，有事为应迹。若水镜之为鉴，则随物而现形。善巧方便，惟能入定。

故求多事，安知无恼不生恼耶？强求就喧，安知无恶不生恶耶？真宅：以静境言。应迹：以动境言。善巧方便者，随心应物，即应迹也。常应、常静，只求能入定功耳。故曰："惟能入定"。

慧发迟速，则不由人。勿令定中急急求慧，急则伤性，伤则无慧。若定不求慧，而慧自生，定名真慧。慧而不用，实智若愚，益资定慧，双美无极。

由定生慧，随其自然。用慧不慧，不慧乃慧。定慧双修，其乐无穷。

若定中念起，多感众邪。妖精百魅，随心应见。所见天尊、诸仙、尊人，是其祥也。

祥：兆也。古人有祯祥、妖祥二解，此以妖祥言。

唯令定心之上，豁然无覆。定心之下，旷然无基。旧业日销，新业不造。无所挂碍，迥脱尘笼。行而久之，自然得道。

上无覆，下无基，一空而已矣。此定观进一层功夫，即前经"观空亦空，欲岂能生"之旨也。

夫得道之人，凡有七候。一者，心得定易（治也），觉诸尘漏。二者，宿疾普销，身心轻爽。三者，填补夭损，还年复命。四者，延数千岁，名曰仙人。五者，炼形为气，名曰真人。六者，炼气成神，名曰神人。七者，炼神合道，名曰至人。其余鉴力，随候益明。得至道成，慧乃圆备。

圆备：则七候皆历尽矣。

若乃久学定心，身无一候，促龄秽质，色谢方空，自云慧觉，又称成道者，求道之理，实在未然。而说颂曰：知起生于境，火发生于缘。各是真性动，承流失道源。起心欲息知，知起心更烦。了知性本空，知则众妙门。

此经引人修心入道，委屈周全，慈悲至矣。特为依经解义，以揭婆心。涵虚识。

二、道言浅近说

张三丰祖师

（一）

夫道者，其层次须知三候三关。大抵不外四言，"无为之后，继以有为；有为之后，复返无为"而已。

（二）

内丹功夫，亦有小三候：积精累炁为初候，开关展窍为中候，筑基炼己为三候。下手于初候求之，大抵清心寡欲，先闭外三宝，养其内三宝而已。

（三）

《系辞》："穷理尽性，以至于命"，即是道家层次，一步赶一步工夫。何谓穷理？读真函，访真诀，观造化，参《河》、《洛》，趁清闲而保炁，守精神以筑基。一面穷理，一面尽性，乃有不坏之形躯，以图不死之妙药。性者，内也；命者，外也。以内接外，合而为一，则大道成矣。"以至于"三字，明明有将性立命，后天返先天口诀在内，待有诚心人，再求诀中诀以了之也。

（四）

"凝神调息，调息凝神"八个字，就是下手工夫。须一片做去，分层次而不断乃可。凝神者，收已清之心，而入其内也。心未清时，眼勿乱闭，先要自勤自勉，劝得回来，清凉恬淡，始行收入炁穴，乃曰凝神。凝起神了，然后如坐高山而视众山众水，如燃天灯而照九幽九昧，所谓"凝神于虚"者，此也。调息不难，心神一静，随息自然，我只守其自然，加以神光下照，即调息也。调息者，调度阴跷之息，与吾心中之炁，相会于炁穴中也。

（五）

心止于脐下曰凝神，炁归于脐下曰调息。神息相依，守其清净自然曰勿忘，顺其清净自然，曰勿助。勿忘勿助，以默以柔，息活泼而心自在，即用"钻字诀"。以虚空为藏神之所，以昏默为息神之乡，三番两次，澄之又澄，忽然心息两忘，神炁融合，不觉恍然阳生，而人如醉矣。

（六）

真消息，玄关发现时也。凡丹旨中，有"先天"字、"真"字、"元"字，皆是阴阳鼎中生出来的，皆是杳冥昏默后产出来的，就如混沌初开诸圣真一般，以后看丹经，可类推矣。

（七）

学道甚难，传道亦不易。传道者甚勤，学道者可懒乎？传道者耐烦，学道者可不耐烦乎？学不精，功不勤，心不清，神不真，以此入道，万无一成。孔子曰："知几其神乎"。不曰其念其意，而曰"其神"，可见微动之息，非神不知也。今为分之曰：微动者几，大动者直。欲知其几，使心、使意、使念，终不得见也。神乎！神乎！

（八）

神要真神，方算先天。真神者，真念是他，真心是他，真意是他。如何辨得真？诀曰："玄关火发，杳冥冲醒，一灵独觉"者是也。丹家云"一念从规中起"，即真神、即真念也。又云"微茫之中，心光发现"，即真神，即真心也；又云"定中生慧，一意斡旋"，即真神、即真意也。真神从不神中炼出，学者知之。

（九）

学道人原有常格宜破，乃能引心入理。热心去，则冷心来；人心绝，则道心见。此吾所以撇功名势利，弃儿女家园也。顶真学道，要把道当为奇货可居，乃有效验。

（十）

大道以修心炼性为首，性在心内，心包性外，是性为定理之主人，心为栖性之庐舍。修心者，存心也；炼性者，养性也。存心者，坚固城郭，不使房屋倒坍，即筑基也；养性者，浇培鄞鄂，务使内药成全，即炼己也。心朗朗，性安安，情欲不干，无思无虑，心与性内外坦然，不烦不恼，此修心炼性之效，即内丹也。

（十一）

世有学道数月，而不见其寸进者，为无真心向道也。人若有心于道，自然无事于心；人若心重于道，自然心轻于事；人若心浓于道，自然心淡于事。守其性兮不散乱，存其神兮不昏沉，又安有渴睡杂念之扰哉！咄！理胜欲则存，欲胜理则亡。

（十二）

潜心于渊，神不外游；心牵于事，火动于中。火动于中，必摇其精。心静则息自调，静久则心自定。死心以养炁，息机以纯心。精、炁、神为内三宝，耳、目、口为外三宝，常使内三宝不逐物而游，外三宝不透中而扰，呼吸绵绵，深入丹田。使呼吸为夫妇，神炁为子母，子母夫妇，聚而不离，故心不外驰，意不外想，神不外游，精不妄动，常熏蒸于四肢，此金丹大道之正宗也。

（十三）

大道从“中”字入门。所谓“中”字者，一在身中，一不在身中。功夫须两层做：第一寻身中之中，朱子云“守中制外”，夫守中者，须要回光返照，注意规中，于脐下一寸三分处，不即不离，此寻身中之中也；第二求不在身中之中，

《中庸》云"喜怒哀乐之未发"，此未发时，不闻不见，戒慎幽独，自然性定神清，神清炁慧，到此方见本来面目，此求不在身中之中也。以在身中之中，求不在身中之中，然后人欲易净，天理复明。自古圣贤仙佛，皆以此为第一步功夫。

（十四）

打坐之中，最要凝神调息，以暇以整，勿助勿忘，未有不逐日长工夫者。

（十五）

凝神调息，只要心平炁和。心平则神凝，炁和则息调。心平"平"字最妙，心不起波之谓平，心执其中之谓平，"心"即在此中也。心在此中，乃不起波。此中，即丹经之玄关一窍也。

（十六）

修炼不知玄关，无论其他，只此便如入暗室一般，从何下手？玄关者，炁穴也。炁穴者，神入炁中，如在深穴之中也。神炁相恋，则玄关之体已立。

（十七）

古仙云："调息要调真息息，炼神须炼不神神。"真息之息，息乎其息者也；不神之神，神乎其神者也。总要无人心，有道心，将此道心，返入虚无，昏昏默默，存于规中，乃能养真息之息，得不神之神。

（十八）

初学必从内呼吸下手，此个呼吸，乃是离父母重立胞胎之地。人能从此处立功，便如母呼亦呼、母吸亦吸之时，好象重生之身一般。

（十九）

大凡打坐，须将神抱住炁，意系住息，在丹田中宛转悠扬，聚而不散，则内藏之炁与外来之炁，交结于丹田。日充月盛，达乎四肢，流乎百脉，撞开夹脊双关，而上游于泥丸，旋复降下绛宫，而下入于丹田。神炁相守，息息相依，河车之路通矣。功夫到此，筑基之效已得一半了，总是要"勤、虚、炼"耳。

三、最上乘天仙修炼法

一九五五年乙未立秋日

陈撄宁抄给胡海牙于慈海医室

第一步

神不离气，气不离神。呼吸相含，中和在抱。不搬运，不可执著。委志清虚，寂而常照。

第二步

神守神（坤）宫，真炁自动。火入水中，水自化炁。热力蒸腾，恍恍惚惚，似有形状。此是药物初生，不可遽采。倘或丝毫念起，真炁遂丧。

第三步

神守坤宫，真炁自聚。始则凝神于坤炉，煅炼阴精，化为阳炁上升。次则凝神于乾鼎，阳炁渐积渐厚，晶莹晃耀，上下通明。此时内真外应，先天一炁从虚无中自然而来。非关存想，不赖作为。当先天炁来之候，泥丸生风，丹田火炽。周身关窍齐开，骨节松散，酥软如绵，浑融如醉。

第四步

一神权分二用，上守玄关，下投牝府。杳杳冥冥之中，红光闪烁，由脑部降落下丹田。自己身内真炁，立刻起而翕引。波翻潮涌，霞蔚云蒸，甘露琼浆，滴滴入腹。即此便是金液还丹。须要身如磐石，心若冰壶，方免走失。

第五步

神守黄庭，仙胎自结。朝朝暮暮，行住坐卧，不离这个。十月胎圆，玄珠成象。三年火足，阴魄全销。身外有身，显则神彰于气。形中无质，隐则气敛于神。九载功完，形神俱妙。百千万劫，道体长存。

注：此篇不过五百四十字，包括全部丹法在内。无论南派、北派、东派、西派、陈希夷派、张三丰派，皆不出此范围。只有其他下品、旁门小术、江湖邪教等等，才与此法不符。余观前人所著丹经，多用喻言，满纸异名，读者头昏脑胀，而且条理不清，程序错乱，使人无从下手。往年阅过《道藏》五千四百八十

卷，又道外的杂书、道书数千卷，共计约近万卷，皆未见有如此直截了当、简易明白者！

此篇口诀，虽昔由师授，而纸笔记载者，则始于今日。凡我同志，以夙世因缘，方能遇此，幸勿轻视，永宜珍藏爱护，切不可妄传与人！

四、修仙辨惑论

白玉蟾祖师

海南白玉蟾，自幼事陈泥丸，忽已九年。偶一日，在乎岩阿松阴之下，风清月明，夜静烟寒。因思生死事大，无常迅速，遂稽首再拜而问曰："玉蟾事师未久，自揣福薄缘浅，敢问今生有分可仙乎？"

陈泥丸云："人人皆可，况于汝乎？"

玉蟾曰："不避尊严之责，辄伸借易之问，修仙有几门？炼丹有几法？愚见如玉石之未分，愿与一言点化。"

陈泥丸云："尔来，吾语汝。修仙有三等，炼丹有三成。夫天仙之道，能变化飞升也，上士可以学之。以身为铅，以心为汞，以定为水，以慧为火，在片饷之间，可以凝结，十月成胎。此乃上品炼丹之法，本无卦爻，亦无斤两，其法简易，故以心传之，甚易成也。夫水仙之道，能出入隐显也，中士可以学之。以气为铅，以神为汞，以午为火，以子为水，在百日之间，可以混合，三年成象。此乃中品炼丹之法，虽有卦爻，却无斤两，其法要妙，故以口传之，必可成也。夫地仙之道，能留形住世也，庶士可以学之。以精为铅，以血为汞，以肾为水，以心为火，在一年之间，可以融结，九年成功。此乃下品炼丹之法，既有卦爻，又有斤两，其法繁难，故以文字传之，恐难成也。上品丹法，以精神魂魄意为药材，以行住坐卧为火候，以清静自然为运用；中品丹法，以心肝脾肺肾为药材，以年月日时为火侯，以抱元守一为运用；下品丹法，以精血髓气液为药材，以闭咽搐摩为火候，以存思升降为运用。大抵妙处不在乎按图索骏也。若泥象执文之士，空自傲慢，至老无成矣。"

玉蟾曰："读丹经许多年，如在荆棘中行。今日尘净鉴明，云开月皎，总万法而归一，包万幻以归真，但未知正在于何处下手用功也？"

陈泥丸云："善哉问也。夫炼丹之要，以身为坛炉鼎灶，以心为神室，以端坐习定为采取，以操持照顾为行火，以作止为进退，以断续不专为隄防，以运用为抽添，以真气薰蒸为沐浴，以息念为养火，以制伏身心为野战，以凝神聚气为守城，以忘机绝虑为生杀，以念头动处为玄牝，以打成一块为交结，以归根复命为丹成，以移神为换鼎，以身外有身为脱胎，以返本还源为真空，以打破虚空为了当。故能聚则成形，散则成气，去来无碍，逍遥自然矣。"

玉蟾问曰："勤而不遇，必遇至人；遇而不勤，终为下鬼。若此修丹之法，有何证验？"

陈泥丸云："初修丹时，神清气爽，身心和畅，宿疾并消，更无梦昧，百日不食，饮酒不醉。到此地位，赤血换为白血，阴气炼成阳气，身如火热，行步如飞，口中可以干汞，吹气可以煮肉，对境无心，如如不动，役使鬼神，呼召雷雨，耳闻九天，目视万里，遍体纯阳，金筋玉骨，阳神现形，出入自然，此乃长生不死之道毕矣。但恐世人执着药物、火候之说，以为有形有为，而不能顿悟也。夫岂知混沌未分以前，焉有年月日时？父母未生以前，乌有精血气液？道本无形，喻之为龙虎；道本无名，比之为铅汞。若是学天仙之人，须是形神俱妙，与道合真可也，岂可被阴阳束缚在五行之中？要当跳出天地之外，方可名为得道之士矣。或者疑曰：'此法与禅学稍同？'殊不知终日谈演问答，乃是干慧；长年枯兀昏沉，乃是顽空。然天仙之学，如水晶盘中之珠，转漉漉地，活泼泼地，自然圆陀陀、光烁烁。所谓天仙者，此乃金仙也。夫此不可言传之妙也，人谁知之，人谁行之？若晓得《金刚》《圆觉》二经，则金丹之义自明，何必分老释之异同哉！天下无二道，圣人无两心，何况人人具足，个个圆成，正所谓'处处绿杨堪系马，家家门阃透长安'，但取其捷径云尔。"

玉蟾曰："天下学仙者纷纷，然良由学而不遇，遇而不行，行而不勤，乃至老来甘心赴死于九泉之下，岂不悲哉！今将师传口诀，锓木以传于世。惟此泄露天机甚矣，得无谴乎？"

泥丸云："吾将点化天下神仙，苟获罪者，天其不天乎！经云：我命在我不在天。何谴之有？"

玉蟾曰："师祖张平叔，三传非人，三遭祸患，如何？"

泥丸云："彼一时自无眼力，又况运心不普乎！噫，师在天涯，弟子在海角，何况尘劳中识人甚难。今但刊此散行天下，使修仙之士，可以寻文揣义，妙理昭然，是乃天授矣，何必乎笔舌以传之哉！但能凝然静定，念中无念，工夫纯粹，打成一片，终日嘿嘿，如鸡抱卵，则神归气复，自然见玄关一窍。其大无外，其小无内。则是采取先天一气，以为金丹之母。勤而行之，指日可以与钟、吕并驾矣。此乃已试之效验，学仙者无所指南，谨集问答之要，名之曰《修仙辨惑论》云。"

五、真心息妄

普照国师

　　或曰："真心在妄，则是凡夫，如何得出妄成圣耶？曰：古云：'妄心无处即菩提，生死涅槃本平等。'经云：'彼之众生，幻身灭，故幻心亦灭；幻心灭，故幻尘亦灭；幻尘灭，故幻灭亦灭；幻灭灭，故非幻不灭。譬如磨镜，垢尽明现。'"

　　永嘉亦云："'心是根，法是尘，两种犹如镜上痕，痕垢尽时光始现，心法双忘性即真。'此乃出妄而成真也。"

　　或曰："庄生云：'心者，其热燋（通"焦"）火，其寒凝冰，其疾俯仰之间，再抚四海之外，其居也渊而静，其动也悬而天者，其惟人心乎！'此庄生先说凡夫心不可治伏如此也。未审宗门以何法治妄心也？曰：以无心法治妄心也。"

　　或曰："人若无心，便同草木，无心之说，请施方便。曰：今云无心，非无心体名无心也。但心中无物，名曰无心。如言空瓶，瓶中无物名曰空瓶，非瓶体无名空瓶也。故祖师云：'汝但于心无事，于事无心，自然虚而灵，寂而妙。'是此心旨也。据此，则以无妄心，非无真心妙用也。"

　　从来诸师说做无心功夫，类各不同，今总大义，略明十种。

1. 觉察

　　谓做功夫时，平常绝念，堤防念起。一念才生，便与觉破，妄念破觉，后念不生。此之觉智亦不须用，妄、觉俱忘，名曰无心。故祖师云："不怕念起，只恐觉迟。"又偈云："不用求真，唯须息见。"此是息妄功夫也。

2. 休歇

谓做功夫时，不思善不思恶，心起便休，遇缘便歇。古人云："一条白练去，冷湫湫地去，古庙里，香炉去。"直得绝廉纤、离分别，如痴似兀，方有少分相应。此休歇妄心功夫也。

3. 泯心存境

谓做功夫时，于一切妄念俱息。不顾外境，但自息心。妄心已息，何害有境？即古人夺人不夺境法门也。故有语云："是处有芳草，满城无故人。"又庞公云："但自无心于万物，何妨万物常围绕？"此是泯心存境息妄功夫也。

4. 泯境存心

谓做功夫时，将一切内外诸境，悉观为空寂，只存一心，孤标独立。所以古人云："不与万法为侣，不与诸尘作对。"心若着境，心即是妄；今既无境，何妄之有？乃真心独照，不碍于道，即古人夺境不夺人也。故有语云："上园花已谢，车马尚骈阗。"又云："三千剑客今何在？独计庄周定太平。"此是泯境存心息妄功夫也。

5. 泯心泯境

谓做功夫时，先空寂外境，次灭内心，既内外心境俱寂，毕竟妄从何有？故灌溪云："十方无壁落，四面亦无门，净裸裸，赤洒洒。"即祖师人境两俱夺法门也。故有语云："云散水流去，寂然天地空。"又云："人牛俱不见，正是月明时。"此泯心泯境息妄功夫也。

6. 存境存心

谓做功夫时，心住心位，境住境位。有时心境相对，则心不取境，境不临心，各不相到，自然妄念不生，于道无碍。故经云："是法住法位，世间相常住。"即祖师人境俱不夺法门也。故有语云："一片月生海，几家人上楼？"又云："山花千万朵，游子不知归。"此是存境存心灭妄功夫也。

7. 内外全用

谓做功夫时，于山河大地，日月星辰，内身外器，一切诸法，同真心体，湛然虚明，无一毫异，大千沙界，打成一片，更于何处得妄心来？所以肇法师云："天地与我同根，万物与我同体。"此是内外全体灭妄功夫也。

8. 内外全体

谓做功夫时，将一切内外身心器界诸法，及一切动用施为，悉观作真心妙用。一切心念才生，便是妙用现前。既一切皆是妙用，妄心向甚么处安着？故永嘉云："无明实性即佛性，幻化空身即法身。"志公十二时歌云："平旦寅，狂机内隐道人身，坐卧不知元是道，只么忙忙受苦辛。"此是内外全用息妄功夫也。

9. 即体即用

谓做功夫时，虽冥合真体，一味空寂，而于中内隐灵明，乃体即用也；灵明中内隐空寂，用即体也。故永嘉云："惺惺寂寂是，惺惺妄想非；寂寂惺惺是，无记寂寂非。"既寂寂中不容无记，惺惺中不用乱想，所有妄心如何得生？此是即体即用灭妄功夫也。

10. 透出体用

谓做功夫时，不分内外，亦不辨东西南北，将四方八面，只作一个大解脱门。圆陀陀地，体用不分，无分毫渗漏，通身打成一片，其妄何处得起？古人云："通身无缝罅，上下忒团栾。"是乃透出体用灭妄功夫也。

已上十种做功夫法，不须全用，但得一门功夫成就，其妄自灭，真心即现。随根宿习曾与何法有缘，即便习之。此之功夫，乃无功之功，非有心功力也。此个休歇妄心法门最紧要，故偏多说，无（谓）文繁也。

后 记

2003 年在泉州工作，有幸跟随林山中老师学习"三世七太极拳"，打了一年的基础，从此对太极拳有了比较深入的理解和认识。因为工作原因离开泉州，太极拳的练习也基本落下。一直到了 2012 年夏天，我辞退工作，和几个朋友相约到北京香山学习瑜伽，在此之间遇到了杨式太极拳师父关理武道长，跟随关师父学习丹道辟谷和传统 37 式太极拳。几年后，又经朋友介绍，拜京城太极明师白桂华师父，学习吴式太极拳、无极桩、形意拳等。在香山的静翠湖练功，遇到魏显忠老师，传授八卦掌。这是辟谷和太极的传承，本书的内容得益于几位师父的用心指导和传授。

在修行方面跟随过佛家和道家的两位师父，在此不便透露。感恩所有的师父和曾经指导过我学习的老师，是你们让我重新认识自己，开启崭新的生命旅程。

感恩参加过课程的所有同学，还有读者，正是你们的支持，让我前行的动力十足。生命的旅程中，因为有你们而精彩。

最后感恩所有为书籍出版付出努力的朋友们，让这本书能够更快地同大家见面。

苏连居

2023 年 9 月 23 日星期六